O LUGAR DO SOFRIMENTO
NA CULTURA CONTEMPORÂNEA

CIP-BRASIL. CATALOGAÇÃO NA PUBLICAÇÃO
SINDICATO NACIONAL DOS EDITORES DE LIVROS, RJ

F988L

    Furtado, Mariama
       O lugar do sofrimento na cultura contemporânea : reflexões sobre a medicalização da existência / Mariama Furtado. - 1. ed. - São Paulo : Summus, 2024.
       144 p. ; 21 cm.

    Inclui bibliografia
    ISBN 978-65-5549-144-9

    1. Sofrimento - Aspectos psicológicos. 2. Sofrimento - Filosofia. 3. Sofrimento Aspectos sociais. 4. Gestalt-terapia. I. Título.

24-92222   CDD: 155.93
                                                                     CDU: 159.942.52

Meri Gleice Rodrigues de Souza - Bibliotecária - CRB-7/6439

www.summus.com.br

Compre em lugar de fotocopiar.
Cada real que você dá por um livro recompensa seus autores
e os convida a produzir mais sobre o tema;
incentiva seus editores a encomendar, traduzir e publicar
outras obras sobre o assunto;
e paga aos livreiros por estocar e levar até você livros
para a sua informação e o seu entretenimento.
Cada real que você dá pela fotocópia não autorizada de um livro
financia o crime
e ajuda a matar a produção intelectual de seu país.

Mariama Furtado

O LUGAR DO SOFRIMENTO
NA CULTURA CONTEMPORÂNEA

Reflexões sobre
a medicalização da existência

summus
editorial

O LUGAR DO SOFRIMENTO NA CULTURA CONTEMPORÂNEA
Reflexões sobre a medicalização da existência
Copyright © 2024 by Mariama Furtado
Direitos desta edição reservados por Summus Editorial

Editora executiva: **Soraia Bini Cury**
Coordenação editorial: **Janaína Marcoantonio**
Preparação de texto: **Ana Clara Werneck
e Mariana Marcoantonio**
Revisão: **Samara dos Santos Reis**
Capa: **Delfin [Studio DelRey]**
Projeto gráfico: **Crayon Editorial**
Diagramação: **Pablo Moronta**

Summus Editorial
Departamento editorial
Rua Itapicuru, 613 – 7º andar
05006-000 – São Paulo – SP
Fone: (11) 3872-3322
e-mail: summus@summus.com.br

Atendimento ao consumidor
Summus Editorial
Fone: (11) 3865-9890

Vendas por atacado
Fone: (11) 3873-8638
e-mail: vendas@summus.com.br

Impresso no Brasil

Sumário

Prefácio: Sofrer é preciso — e necessário 7
Paulo Amarante

Considerações iniciais. 13

1. A medicina moderna e sua relação com o sofrimento 23
    A modernidade e a tomada da vida como valor. 23
    A medicina moderna e a emergência de um novo olhar sobre o sofrimento . . 28

2. Arqueologia da psiquiatria: o monólogo da razão sobre a loucura. 33
    Objetivação do fenômeno da loucura 40
    A era da medicalização. 45

3. Subjetividade e cultura contemporânea:
   felicidade, consumo e gestão de si 49
    Um mundo sem limites: civilização sem mal-estar? 57
    A cultura do bem-estar 60
    Governamentalidade neoliberal: felicidade e gestão de si 68

4. A cultura do bem-estar e o ideal da saúde perfeita 77
    As transformações no conceito de saúde 78
    A verdade dos genes e a manipulação dos humores 85
    Estatuto da morte no discurso médico contemporâneo:
    ascensão da vida biológica. 89

5. Patologização do sofrimento e gestão biotecnológica do bem-estar 97
    O mal-estar na cultura do DSM-5 98

Farmacologização de si e evitação do contato 102
Temporalidade e construção de sentido. 107
Desassossego e transgressões na sociedade do cansaço:
ansiedade e depressão 113

Considerações finais 121

Referências 133

Prefácio

Sofrer é preciso – e necessário

As amplas questões abarcadas pelo que se denomina "medicalização" constituem, atualmente, um dos mais graves problemas de saúde coletiva na grande maioria dos países, pois suas consequências afetam setores da economia, do trabalho, da educação, da cultura. Enfim, trata-se de um problema que afeta todas as dimensões da existência.

A expressão "medicalização da existência" precisa ser bem compreendida, para evitar erros de interpretação decorrentes de seu uso limitante. Até mesmo entre profissionais do campo da saúde há a compreensão errônea de que o conceito se refere a um uso abusivo, inadequado ou inapropriado de medicamentos ou de práticas médicas. Embora eles não estejam totalmente equivocados, a medicalização não se reduz ao uso banalizado de medicamentos ou à medicina. Medicalização é o processo que expressa uma metamorfose na qual fenômenos e situações que fazem parte da experiência da vida passam a assumir um significado predominantemente (ou exclusivamente) explicado e vivenciado a partir de uma racionalidade médica. Questões que diziam respeito a várias naturezas de saberes, práticas institucionais ou tradições culturais passam a ter uma explicação de ordem médica. Questões relacionadas a sexualidade, vida escolar, trabalho, relações amorosas, conjugais etc.

saem de outros domínios — como o da justiça, o da religião, o de padrões morais, éticos e culturais — para serem normatizadas e geridas pelo saber e pela racionalidade médica.

Na tentativa de evitar o reducionismo do conceito de medicalização ao uso de medicamentos e à medicina, alguns autores e autoras passaram a utilizar também o termo "patologização", no sentido de dar visibilidade e repercussão a essa parte do processo de medicalização que é a de considerar como patologia questões naturais da vida (tais como o sofrimento, a desilusão, a sensação de desamparo, a perda de sono ou apetite, e tantas outras que estariam relacionadas a situações específicas, que fariam sentido em determinados momentos e histórias de vida, mas que são capturadas pelos saberes médicos e afins e se tornam enfermidades). Daí a ênfase na patologização da vida como questão central para se pensar o modo como nos relacionamos com o mal-estar na cultura contemporânea.

Sinalizamos, nesse contexto, que existem ainda outras práticas médicas e de saúde que não visam tratar doenças nem patologizar o sofrimento e as dimensões da vida, mas qualificar o humano, ou seja, aumentar o desempenho a partir da oferta de cirurgias plásticas ou corretivas, estéticas, de estímulo ao desempenho sexual, intelectual, social, da manipulação do humor ou da atenção etc. São práticas que não buscam a cura de doenças, mas a potencialização de uma saúde perfeita, pautada no imperativo de que temos que funcionar de modo cada vez mais eficiente, de acordo com uma lógica do mercado.

Assim, compreendemos que há uma produção de sofrimento operada pelo modelo neoliberal, que, ao produzir desemprego, desamparo, desigualdades, exclusões, acaba também fabricando adoecimentos em múltiplas dimensões. A lógica mercadológica esvazia o Estado, as instituições, os coletivos e, por fim, as pessoas. O desamparo social e econômico é, muitas vezes, desconsiderado na genealogia dos processos de adoecimento psíquico, estando todo modelo explicativo dos transtornos mentais assentado numa perspectiva hereditária, genética e cerebral. Alguns sofrimentos são produzidos nas relações e no campo de vida social, de modo que as concepções neurocentradas dos transtornos despolitizam e individualizam o problema amplo do sofrimento humano. Essas são questões exploradas de maneira bastante consistente ao longo do livro.

É importante ressaltar que os primeiros trabalhos relacionados ao tema da medicalização foram trabalhos de natureza sociológica, antropológica, filosófica, enfim, oriundos das ciências sociais e humanas, que apontavam, e não necessariamente denunciavam, o papel social da medicina na regulação da vida humana em sociedade. Falou-se da função social da medicina, da função social da doença (Parsons), da função social do médico (Freidson), do controle social exercido pela medicina (Zola), da medicina como aparelho de Estado (Althusser). Esses e outros autores refletiram sobre como as relações de poder da medicina construíam as noções de bem-estar, de boa saúde, de normalidade, de tipo biopsicológico ideal.

A questão começa a mudar com Ivan Illich, que observava um poder crescente da medicina e das instituições médicas, não mais apenas como decorrente do poder do saber médico sobre a vida humana, mas a partir de uma estrutura, de um complexo médico-industrial-financeiro de interesses que passavam a ser formulados, e que viriam a constituir a disputa de uma política de mercado médico *versus* uma política de saúde (que deveria estar na base e nos princípios éticos da indústria de medicamentos, equipamentos e demais insumos médicos). Daí em diante, surgiram muitas outras pesquisas sérias e bem fundamentadas sobre como a política de mercado passaria a sufocar a política de saúde, na qual os interesses mercadológicos, mercantilistas, viriam a interferir, de forma deliberada, para aumentar diagnósticos e ampliar o mercado de procedimentos médicos e afins. As pesquisas de Marcia Angell e Robert Whitaker são emblemáticas desse processo, enquanto Lynn Payer, por sua vez, fala inclusive em invenção de doenças para produzir mercados.

A singularidade da contribuição de O *lugar do sofrimento na cultura contemporânea* está em nos fazer compreender todo esse processo de medicalização e patologização para poder resistir e lutar contra ele, pois se trata de uma falsa promessa de cuidado e de tratamento, que dirá de cura. Por várias razões, é um processo de produção de sofrimento, e não de combate ou aprendizado sobre como lidar com ele, que é absolutamente humano, demasiado humano.

É esse processo que vemos, particularmente, no caso da psiquiatria ou da "saúde mental" (entre aspas, pois não há qualquer definição razoável do que venha a ser isso, apesar de seu uso exaustivo e abusivo). Pinel o denominou *alienação mental*. "Alienado", "fora de si", "alienígena", "fora do mundo" foram termos rejeitados pelos organicistas, que adotaram a expressão *doença mental*. Esta também não se sustentou, porque faltou materialidade, faltou a sede orgânica, o marcador biológico, o distúrbio metabólico, fisiológico ou anatômico. Decidiram adotar então *transtorno mental*; mas, na apresentação da Classificação Internacional de Doenças, ao explicar que não utilizariam *doença* no caso das experiências mentais, e sim *transtorno*, falam de forma nostálgica que preferiam o termo antigo, mas lhe faltava consistência, e afirmam que o termo atual também não tem consistência alguma. Seguem, porém, adotando *transtorno mental* e continuam, no entanto, em busca do distúrbio bioquímico perdido no nível das sinapses.

Na medida em que tudo virou transtorno mental, especialmente a partir do DSM-III, reforçado pelo DSM-IV, e depois pelo 5 (assim mesmo, em arábicos) e agora pelo V-TR, toda a experiência humana ficou ameaçada. Não existe mais dor, nem sofrimento ou mal-estar que não se enquadre em alguma categoria diagnóstica. Apoiada por uma potente e poderosa indústria farmacêutica, a propaganda médica na mídia em geral, nas artes e na cultura, enfim, em todos os cantos, reivindica o direito a não sentir qualquer dor, fracasso, sofrimento ou frustração. Tudo tem que ser felicidade e bem-estar, e é exatamente para isso que os medicamentos psicoativos estão sendo vendidos em quantidades assombrosas em todo o mundo e para mais e mais pessoas induzidas e persuadidas a comprar esse sonho de felicidade.

O que não dizem é que os medicamentos psicotrópicos causam vários sintomas colaterais graves, causam dependência e síndromes de abstinência, e são mais difíceis de serem retirados do que muitas substâncias ditas ilícitas. Não curam e não trazem felicidade.

É nesse sentido, insisto, que sofrer não é patológico, é um grito de esperança e de perspectiva para uma nova vida. Sofrer é preciso — e necessário!

PAULO AMARANTE

Pesquisador sênior do Laboratório de Estudos e Pesquisas em Saúde Mental e Atenção Psicossocial da Escola Nacional de Saúde Pública Sérgio Arouca (ENSP) e do Centro de Estudos Estratégicos (CEE) da Fiocruz
Presidente de honra da Associação Brasileira de Saúde Mental (Abrasme)

Considerações iniciais

Ostra feliz não faz pérolas.

Rubem Alves

Este livro compõe uma série de estudos sobre saúde mental, psicopatologia crítica e cultura contemporânea. Neste percurso de pesquisa[1], venho me dedicando a analisar de que maneira as transformações na cultura contemporânea afetam a produção de novos sentidos sobre a saúde e o sofrimento psíquico, e sobre as bases epistemológicas que definem o que é considerado normal ou patológico. A meu ver, perguntar sobre o lugar do sofrimento e o modo como lidamos com ele parece um bom indicativo da subjetividade de uma época.

Como nos relacionamos com o sofrimento na atualidade? O que é o normal quando pensamos a abertura da existência? Quando sofremos, estamos necessariamente manifestando alguma patologia? Essas são as perguntas deste livro.

1. Neste livro, recupero, com revisões e atualizações, parte da investigação desenvolvida em minha tese de doutorado, realizada na Universidade Federal do Rio de Janeiro (UFRJ), Programa EICOS. Também publicamos em revistas científicas disponíveis online, em coautoria com minha orientadora, Ana Maria Szapiro, artigos relativos à pesquisa de doutorado: "Novos dispositivos de subjetivação: o mal-estar na cultura contemporânea" (*Revista Polis e Psique*, v. 5, n. 3, p. 166-185, 2015); "O lugar do sofrimento no discurso da medicina biotecnológica contemporânea" (*Revista Subjetividades*, Fortaleza, v. 16, n. 2, p. 93-104, ago. 2016); "Escrita de si e interioridade: deslocamentos na relação com o sofrimento na contemporaneidade" (*Revista de Psicologia Clínica*, Rio de Janeiro, v. 30, n. 1, p. 15-36, 2018).

Sócrates, no diálogo platônico *Fédon*, fala da estreita relação entre prazer e dor. Ele diz:

> Como parece aparentemente desconcertante, amigos, isso que os homens chamam de prazer! Que maravilhosa relação existe entre a sua natureza e o que se julga ser o seu contrário, a dor! Tanto um como a outra recusam ser simultâneos no homem; mas procure-se um deles e estaremos sujeitos quase sempre a encontrar também o outro, como se fosse uma só cabeça ligada a um corpo duplo! [...] (Platão, 1972, p. 66)

Ao longo da história, de diferentes modos, o ser humano esbarra com a dor e se delicia com o prazer, buscando dar sentido a essa dinâmica que nem sempre é experimentada de forma equilibrada. Prazer e dor: o pêndulo da condição humana.

Os motivos pelos quais o ser humano sofre, o modo como sofre e como lida com o sofrimento são questões que precisamos localizar numa perspectiva histórica e compreender que são diferentes nas diferentes culturas. É válido sublinhar que, neste estudo, pensaremos a experiência do sofrimento no contexto cultural das sociedades capitalistas ultraliberais do mundo ocidental. Contudo, se fôssemos olhar para outras culturas, como podemos observar nas investigações dos antropólogos, nos estudos etnográficos e nas perspectivas decoloniais, sem dúvida encontraríamos preciosas singularidades sobre o modo de lidar com o sofrimento, distinto do olhar medicalizado que se observa na cultura contemporânea ocidental. Os povos originários da América Latina, a vasta cultura produzida por todo continente africano, as diversas narrativas presentes no continente asiático possuem outras histórias e concepções sobre a experiência da loucura, outras medicinas, outras vivências com o sofrimento. E sinalizamos isso no sentido de evitar aquilo que Chimamanda Ngozi Adichie (2009), escritora feminista nigeriana, denominou "o perigo de uma história única", como se toda história do mundo representasse a monocultura europeia ocidental.

Como explica Adichie (2009), uma história única é criada assim: conte ao povo uma coisa, somente uma coisa, repetidamente, e será o que eles se tornarão. É impossível falar sobre uma história única sem falar sobre poder. Ou seja, como são contadas as histórias, quem as conta, quando e quantas histórias diferentes são contadas. A história única cria os estereótipos. E o problema deles não é que carregam uma mentira, mas que são absolutamente incompletos. Eles fazem uma história se tornar uma única história. Traduzem uma narrativa monocromática, sem a complexidade necessária que toda narrativa possui quando é olhada a partir de diferentes perspectivas. Quando rejeitamos uma história única, quando percebemos que nunca há apenas uma história sobre um lugar, uma pessoa ou qualquer coisa que seja, nós reconquistamos a singularidade e a potência.

Na cultura contemporânea ocidental, são outras as nossas dores, posto que também são outros os nossos prazeres. São outros os modos como nos relacionamos com o tempo, com a morte. São outras as pressões que abatem o nosso corpo e outras as potencialidades que criam o mundo em que vivemos. Interessa-nos, aqui, pensar sobre essas transformações e compreender como produzem uma nova relação com o sofrimento no contexto dos processos de medicalização da existência, para poder enfim reafirmar que sofrer não é patológico.

Em momentos anteriores da história, fortemente marcados pela narrativa cristã, havia um discurso bem construído sobre o sentido do sofrimento. A ideia central a esse respeito era de que o sofrimento se fazia necessário; era preciso sofrer como Cristo sofreu a fim de participar da salvação da humanidade. Com as transformações anunciadas pela modernidade, destacando-se o surgimento da medicina e seus avanços, esse pensamento mudou consideravelmente. Quando surgiram os artefatos capazes de controlar a dor, diminuiu-se a necessidade de encontrar um sentido para ela. A técnica passou a ser capaz de fazer aquilo que o discurso religioso, de alguma maneira, buscava: aliviar o sofrimento.

Além disso, a situação social também se transformou, e o cuidado com a vida adquiriu uma importância fundamental. As pessoas começaram a buscar mais a felicidade e a entender que têm direito a essa busca. Pouco a pouco, vemos a construção de um discurso *contra* o sofrimento, e não mais *sobre* o sofrimento, como ocorria antes. Partimos do pressuposto de que existe uma situação nova frente ao sofrimento e ao sentido que lhe é conferido, de modo que se justifica a necessidade de interrogar sobre o seu lugar e os consequentes processos de medicalização do mal-estar em curso na contemporaneidade.

Na epígrafe destas considerações iniciais, citamos Rubem Alves, que publicou um livro com o título *Ostra feliz não faz pérola*. O que queremos convocar ao tomar emprestada essa expressão?

Ostras são moluscos que poderiam ser presas fáceis se não tivessem construído uma boa defesa, que é seu casco. Nenhum ser vivo vai para o mundo sem defesas. Elas nos protegem e são não apenas necessárias como essenciais. Quando um grão de areia entra na casca de uma ostra, ele provoca uma dor imensa em sua carne. Para se livrar dessa dor, a ostra precisa envolver o corpo estranho com uma substância lisa, brilhante e redonda, que vem a ser a pérola. Como concluiu Rubem Alves: "Isso é verdade para as ostras. E é verdade para os seres humanos" (2021, p. 9).

Da mesma forma, nossos sintomas podem ser vistos como defesas, e nosso crescimento e tomada de consciência, como as pérolas que produzimos. Existir implica sofrimento, dada a nossa condição de abertura e incompletude. Isso porque pensamos sobre nós mesmos, pensamos sobre a nossa própria morte e sobre a morte das pessoas que amamos. Nós nos frustramos quando percebemos que a realidade não é uma continuação do nosso desejo. Perdemos amores, tropeçamos na vida. E pensar um mundo no qual não sofremos significa, de alguma forma, produzir alterações em nossa própria condição. Ainda citando Rubem Alves: "São os que sofrem que produzem a beleza, para parar de sofrer" (2021, p. 10). Esses são os artistas, ele diz. A felicidade é um dom que deve ser aproveitado, mas ela não cria. Não produz pérolas.

Não estamos, com isso, fazendo um elogio à experiência de sofrer como forma de libertação ou caminho para atingir alguma evolução. O que nos interessa, nos limites desta análise, é compreender o que se desloca quando passamos a construir uma experiência de laço social na qual os modos de subjetividade e sociabilidade se pautam numa ética que nos impede de dialogar com a dor existencial, colocando-nos diante do imperativo de ter que ser feliz e produtivo todo o tempo.

No entanto, consideramos fundamental sinalizar que compreendemos que existem, sim, sofrimentos que falam da nossa condição de abertura e incompletude. São intransponíveis, e teremos que dialogar com eles de alguma forma, caso tenhamos como princípio manter em nós aquilo que nos preserva sensíveis. Porém, há — sem dúvida — sofrimentos que não são constitutivos da existência. São produzidos historicamente e não são (nem nunca devem ser) naturais. Referimo-nos àqueles resultantes do racismo, das situações de violência, exclusão e opressão, de violação de direitos, de apropriação do corpo feminino. Esses (e outros) são exemplos de sofrimentos cujas causas deveríamos erradicar. Ninguém deveria ter que enfrentar ou elaborar esses tipos de sofrimento. Eles são evitáveis. Não falam de uma condição constitutiva do ser, mas de uma condição de patologia do laço social construída historicamente e que, como sociedade, temos a tarefa ética de eliminar. Como diz Geni Núñez (2023, p. 111), "essa ignorância é produzida política e historicamente".

Portanto, quando lançamos um olhar crítico para os processos de medicalização da vida e de patologização do mal-estar, estamos nos referindo à observação de que a aceleração e o movimento contínuo, marcas dos tempos atuais, estariam de certa forma nos conduzindo a uma nova subjetividade e, assim, a uma nova maneira de nos relacionar com os sentimentos, com a falta, com o tempo — com essas dimensões que, elas sim, nos constituem.

No tempo instantâneo que vivemos hoje, os sentimentos e os afetos mais profundos parecem ceder lugar à pura sensação imediata. Como pergunta Claudine Haroche (2004, p. 231):

> [...] a perda do sentido na relação consigo e com o outro revela um entrave, um declínio e mesmo uma incapacidade não tanto de exprimir sentimentos, mas de experimentá-los, de senti-los? A capacidade de sentir estaria declinando nas formas extremas de individualismo?

Acrescentamos outra pergunta: estaríamos todos, de certa forma, dessensibilizando as excitações? Evitando o contato com o mal-estar pela impossibilidade de sentir que temos suporte coletivo para significar nossas experiências de frustração e falta? Ao que tudo indica, e tomando como evidência o aumento dos casos de ansiedade e depressão, parece que estamos nesse caminho de dessensibilização e evitação do contato com o mal-estar.

Pois bem, então o que significa essa experiência subjetiva que já não consegue suportar sua dor? Diante da falta de referências coletivas que possam suportar uma ficção capaz de dar sentido ou justificar o sofrimento, o que assistimos hoje é o avanço da mercantilização da experiência e dos modos de vida. Qual o efeito desse processo nos modos como compreendemos e lidamos com o sofrimento atualmente? Ao mesmo tempo que nos interessa acompanhar o deslocamento do lugar do sofrimento nas diferentes épocas, também é preciso problematizar no que ele se transformou e o que está em jogo nessas mudanças.

Os limites da nossa análise se concentram em três períodos para pensar os deslocamentos na relação com o sofrimento: o primeiro, referente à era medieval, em que o sofrimento — e também a morte — eram encarados como naturais, fazendo parte da vida humana; o segundo, durante a modernidade, marcado pelo modo como esta inaugura um olhar médico sobre o sofrimento e a morte, que passam a ser objetos de conhecimento e intervenção; e, por fim, a era contemporânea, resultado de desdobramentos do período anterior, na qual o sofrimento passa a ser considerado uma patologia que pode ser corrigida com o auxílio das biotecnologias. Este último momento configura, em especial, o foco da nossa análise. Ou seja, revisitamos os períodos anteriores a fim de compreender as transformações, os deslocamentos e as condições que tornaram possível a emergência do olhar contemporâneo sobre o sofrimento tal como ele se apresenta.

Assim, no primeiro capítulo, "A medicina moderna e sua relação com o sofrimento", recuperamos historicamente diferentes modos de encarar o sofrimento, analisando de que maneira o projeto moderno inaugurou um novo olhar sobre esse tema. O saber moderno sobre o indivíduo começa a enxergar o sofrimento, a miséria, a dor alheia, a saúde e a vida — que até então eram encarados como algo natural, não constituíam um problema e tampouco eram tomados como objeto de conhecimento. Foi a partir da modernidade que se construíram novas formas de aliviar as dores e combater a morte, muitas vezes ligadas aos recursos técnicos e médicos capazes de minimizar o sofrimento. Examinamos de forma breve as rupturas operadas também pelo surgimento da medicina moderna no início do século 19, rupturas essas que resultaram num processo de desnaturalização do sofrimento e da morte e trouxeram uma nova perspectiva de intervenção no corpo com o advento da anatomia patológica. A medicina moderna inaugurou um novo campo da experiência subjetiva, intimamente relacionada ao modo como o corpo passou a ser compreendido e capturado por esse saber a partir das noções de vida e morte, além de como passou a ser alvo de intervenções médicas com o objetivo de tratar doenças e combater o sofrimento.

O olhar médico característico da modernidade resulta na produção de uma forma de subjetividade não mais ancorada na perspectiva de uma alma infinita, de um sofrimento que naturalmente faz parte da vida, mas de uma percepção e visibilidade do corpo que o insere numa posição singular com relação à morte. Esta, por sua vez, conduz a pessoa a uma experiência subjetiva que a concebe em sua finitude, repensando sua relação com a dor e o sofrimento. A modernidade traz consigo uma nova forma de experimentar a dimensão corpórea, de compreender a morte e de intervir na dor e no sofrimento, que se acentuaram e ganharam novas dimensões no contexto contemporâneo.

No segundo capítulo, "Arqueologia da psiquiatria: o monólogo da razão sobre a loucura", recuperamos brevemente a história da loucura a partir da obra de Michel Foucault, a fim de pensar os efeitos da emergência do saber psiquiátrico sobre o lugar do sofrimento e sobre os consequentes processos de medicalização do mal-estar.

No terceiro capítulo, "Subjetividade e cultura contemporânea: felicidade, consumo e gestão de si", buscamos compreender a natureza das transformações tecnológicas e culturais em curso na atualidade. Como se constituiu o projeto de interferir tecnicamente no corpo de modo a superar o sofrimento? Afinal, em uma cultura cujos valores giram em torno da velocidade, do desempenho, da produtividade, da eficiência, da utilidade, qual seria o lugar do sofrimento?

Analisamos a crescente difusão de discursos que dão ênfase à ausência de limites, à liberação e ao bem-estar como modos de vida, considerando-os fundamentais para a compreensão do novo lugar — de negatividade — que o sofrimento passou a ocupar na subjetividade contemporânea. Observamos os efeitos do atual investimento em prescrições sobre como viver uma vida feliz e ter um estilo de vida saudável, e o modo como esse quadro participa também da composição de um novo lugar para o sofrimento.

O que muda no que diz respeito à concepção de saúde? O que significa ser saudável hoje? De que maneira os recursos biotecnológicos disponíveis atualmente participam da construção de um ideal de saúde perfeita? E, ainda, as transformações a que nos referimos antes afetam o modo como nos relacionamos com o corpo, com a morte, e como lidamos com o sofrimento?

Refletimos sobre essas perguntas no quarto capítulo, "A cultura do bem-estar e o ideal da saúde perfeita", no qual identificamos que as transformações no conceito de saúde, atreladas à prática de uma medicina voltada para o bem-estar, fazem parte de um amplo e complexo contexto cultural. Para que seja compreendido, devemos considerar também a emergência das sociedades de mercado e sua influência na construção da subjetividade contemporânea, pautada na lógica da eficácia e da performance individual. Os desdobramentos dessas mudanças nos levam ao centro das questões acerca do lugar do sofrimento na atualidade.

Partimos da hipótese de que alcançar a saúde perfeita e uma vida plena e livre de sofrimento se torna uma meta possível no momento em que a medicina contemporânea, decorrente do projeto moderno, adquire novas conformações. A saúde parece ter se tornado quase que sinônimo de felicidade. E, consequentemente, o sofrimento — antes considerado parte da condição humana — se torna um defeito que precisa ser corrigido.

No quinto e último capítulo, "Patologização do sofrimento e gestão biotecnológica do bem-estar", buscamos mostrar que a medicina contemporânea, especialmente o campo da psiquiatria, tem participado da produção de patologias ligadas ao mal-estar e da elaboração das novas formas de busca pela felicidade, determinando as práticas que os indivíduos devem seguir para manter sua autoestima e autonomia. A felicidade e o bem-estar despontam como recursos estratégicos para a otimização da saúde e da produtividade. Esse discurso tem sido amplamente difundido na sociedade — uma sociedade do cansaço, cuja consequência é o aumento dos casos de depressão e ansiedade.

Restam, ao final, a pergunta sobre como resistir a esses movimentos e as pistas de que o caminho parece ser por meio do contato e do convite a sentir. As consequências dessas mudanças estão longe de terem sido totalmente identificadas e exploradas, muito menos esgotadas. Apontamos aqui os percursos teóricos que pretendemos percorrer para nos aproximarmos de uma compreensão do quadro atual com relação ao lugar do sofrimento na cultura contemporânea e, quem sabe com isso, colaborar para o exercício crítico daqueles que atuam na clínica psicoterapêutica e com frequência são convocados a serem gestores eficientes das emoções e resolvedores do sofrimento daqueles que os procuram. Para que, enfim, como psicoterapeutas, lembremos que somos mensageiros das sensibilidades e afetividades que não podemos — nem devemos — evitar, correndo o risco de nos tornarmos apáticos e autocentrados toda vez que nos afastamos daquilo que nos aproxima como seres-no-mundo: nossas fragilidades e as pérolas que somos capazes de produzir a partir delas.

[]

1. A medicina moderna e sua relação com o sofrimento

Vergely inicia o primeiro capítulo de *O sofrimento* dizendo que "sofrer quer dizer ter dor" (2000, p. 17). Dor física, no corpo, pois este é subitamente atacado, ferido, lesionado, em seu exterior ou interior, por doenças ou qualquer outra forma de acometimento. Dor na alma, porque diversas são as intempéries que assolam a vida emocional do indivíduo: perder um ente querido, separar-se de um amor etc. Dor na vida toda, pois o mundo em que vivemos, a rotina que levamos, as escolhas que fazemos, as contradições da sociedade, a violência, as injustiças, as tragédias, a miséria, as relações de trabalho são assuntos que igualmente nos perturbam.

Muitas vezes somos levados a nos perguntar: Por que a vida parece tão pesada? Por que o corpo adoece? Por que temos que perder entes queridos para a morte? Por que morremos? Se a vida é uma dádiva, por que tantos sofrimentos?

A modernidade e a tomada da vida como valor

Na cultura ocidental, buscou-se responder a tais perguntas construindo um relato de que sofrer fazia parte da vida e, mais do que isso, era necessário. Foi particularmente a narrativa cristã da cultura ocidental que contribuiu para a construção desse modo de enxergar o sentido e o lugar do sofrimento. A concepção de sofrimento, nessa perspectiva, era de que este resultava de uma queda original na matéria e no sensível. A encarnação em um corpo nos imporia um limite gerado pela doença e pela morte, levando-nos a paixões que nos fazem sofrer.

Antes do cristianismo, já encontramos no pensamento platônico essa concepção do sofrimento como resultado do pertencimento ao corpo. Sócrates, no diálogo *Fédon*, foi o porta-voz exemplar dessa ideia e do sonho de não mais ter corpo, fugir da resistência da matéria e alcançar a verdade. Segundo ele, somos míseros escravos do corpo, que é o culpado do aparecimento das guerras, e por conta dele somos impelidos a amontoar bens. O corpo nos desorganiza; por causa dele, temos preguiça de filosofar e não podemos encontrar a verdade sobre as coisas. Nesse diálogo, Sócrates diz:

> Não somente mil e umas confusões são efetivamente suscitadas pelo corpo quando clamam as necessidades da vida, mas ainda somos acometidos pelas doenças. [...] O corpo de tal modo nos inunda de amores, paixões, temores, imaginações de toda sorte, enfim, uma infinidade de bagatelas, que por seu intermédio não recebemos na verdade nenhum pensamento sensato. (Platão, 1972, p. 73-74)

A dor, portanto, faria parte da sensibilidade. Há, no pensamento platônico e em sua herança cristã, a ideia de que os prazeres deste mundo são fugazes e acabam por se revelar tristes, por serem sempre acompanhados de divertimentos fúteis e ansiosos. Assim, seria na tristeza a respeito desse tipo de alegria que o ser humano reencontraria o sentido de sua felicidade verdadeira (Vergely, 2000). O estatuto do sofrimento não era marcado exatamente por uma complacência com a dor, mas antes de tudo pela revelação de um sentido profundo, presente no sofrimento, que recusa os prazeres fáceis.

Para o cristão antigo, o mundo parecia obscuro e sombrio. Renunciando a sair da dor através de recursos hedonistas, também se recusava a vencê-la através de atos heroicos ou a suportá-la estoicamente. Em vez disso, entregava seu coração a Cristo e, dessa forma, acreditava alcançar uma espécie de graça que o faria suportar com serenidade o sofrimento, simbolizado pela cruz. O sofrimento se institui no cristianismo como um meio purificador do amor misericordioso, com sentido de engrandecimento pessoal. A história dos santos, personagens notáveis por suas bondades, está repleta de exemplos de como o indivíduo sai engrandecido, renovado e mais forte de uma dificuldade extrema que parecia capaz de abatê-lo para sempre.

Vergely (2000) sinaliza que, enquanto outrora era o sofrimento que propiciava a salvação, hoje o discurso sobre o imperativo da felicidade e as tecnociências são os aportes requisitados para realizar essa tarefa.

Em sua análise sobre a modernidade, Norbert Elias (1993) destacou que, no Antigo Regime, o sofrimento, a morte, a dor, a fome e a miséria não mereciam o apreço e o respeito da maneira aristocrática de enxergar o mundo. Tomando a cultura europeia como referência, ele descreveu com detalhes a transformação de uma classe de cavaleiros em uma classe de cortesãos, chamando a atenção para o fato de que na sociedade guerreira o indivíduo não apresentava um sentimento de identificação com a dor e o sofrimento do outro. Ao contrário, o guerreiro podia satisfazer seus impulsos livremente, sem piedade ou comiseração.

Com o advento da sociedade de corte, o indivíduo europeu se submeteu às novas normas sociais e passou a ter como horizonte social o controle de seus desejos e impulsos. Disso resultou uma mudança em todo o molde social, ocorrendo transformações radicais em inúmeras práticas coletivas antes consideradas diversão, como assistir a enforcamentos, esquartejamentos e suplícios em praça pública. Nessa nova sociedade de corte europeia, presenciar com fervoroso entusiasmo uma sessão de leões famintos devorando pessoas vivas ou ver gladiadores se matando em uma arena passou a ser uma conduta absurda e nauseante.

O fazer sociedade torna-se possível justamente na medida em que somos capazes de nos afetar pela dor do outro e ter maior autocontrole quanto aos impulsos, em nome da vida coletiva (Elias, 1993). Para os olhos ocidentais contemporâneos, a vida na sociedade medieval parece inóspita, insalubre, insegura, repleta dos mais diversos perigos sobre os quais os seres humanos tinham pouco controle e previsão. A vida era mais curta, e a morte — muitas vezes dolorosa e violenta — era encarada como algo natural. Nesse contexto, o sofrimento fazia parte da vida das pessoas.

As atitudes com relação ao sofrimento e à morte, portanto, são peculiares a cada época. Na modernidade, constituíram-se novas formas de aliviar as dores da morte, formas essas que dependiam do desafio de encontrar recursos técnicos e médicos para minimizar o sofrimento. O avanço do conhecimento permitiu maior controle sobre as epidemias, a morte e os males que, de modo geral, causam sofrimento. O conjunto de informações e conhecimento que acumulamos aumentou consideravelmente, de tal maneira que buscamos cada vez mais controlar os processos de envelhecimento, a morte e as causas do sofrimento. O progresso da técnica médica, por sua vez, possibilitou um notável crescimento da expectativa de vida do ser humano. Hoje somos capazes de prolongar a vida, aliviar as dores causadas pelas doenças e contornar o sofrimento com o uso de medicamentos. Porém, o controle humano sobre a própria condição ainda carrega a marca da finitude e esbarra em seu limite.

Se, por um lado, passamos a recalcar o tema da morte, retirando-a do convívio social e evitando o sofrimento dela decorrente, por outro — como mostrou Foucault (1979a) — passamos, por isso mesmo, a investir nela a fim de combatê-la. Vivemos, portanto, um processo de dessocialização da morte, acompanhado de um movimento de intenso combate à dor e ao sofrimento. Desde o início da vida humana, a morte nunca foi tão obstinadamente perseguida como a partir da modernidade.

A medicina moderna, como veremos, inaugurou outra perspectiva sobre a dor, a morte e o sofrimento, com repercussões nas concepções de vida e de morte e na relação com o corpo. Assim, passou a ocupar um lugar para além da intervenção sobre o adoecer, do cuidado com a vida e com o sofrimento, produzindo novos modos de ser e novas sociabilidades.

Hoje a morte se encontra isolada, silenciada, mas não esquecida. Pelo contrário, está presente no horizonte do projeto de superá-la. Embora de fato tenha sido, em grande medida, ocultada do espaço público e da visibilidade social, a morte não deixou de ser uma preocupação importante na modernidade. Nós a ocultamos para melhor combatê-la. Tiramos a morte do cenário social e simbólico para circunscrevê-la aos ditames médicos. Reservamos seu fenômeno como objeto da ciência médica e não mais como parte da vida social e simbólica da coletividade (Baudrillard, 1996). A partir do combate à morte, é a vida que se torna importante para o olhar moderno: a vida como um problema político e de poder, como objeto de saber e de preocupações relacionadas aos cuidados com a saúde.

O saber médico, nesse contexto, tornou-se um poderoso instrumento para se estabelecer uma cultura de higiene pública, introduzindo esse valor nas populações. Não só a vida, mas também a morte foi medicalizada, passando a ser percebida como resultado de uma ineficiência na arte de governar as populações, como algo negativo, um desafio a ser enfrentado pelo saber médico. Uma das grandes características do governo das sociedades modernas, já desde o século 18, foi se ocupar da gestão do bem-estar físico da população, com vistas a garantir a saúde e aumentar a longevidade. A modernidade inaugurou um novo olhar sobre a vida, a saúde, a morte e, consequentemente, sobre o sofrimento. A tomada da vida como valor emerge, assim, como questão fundamental na análise sobre o lugar do sofrimento na era moderna.

A medicina moderna e a emergência de um novo olhar sobre o sofrimento

São inúmeras as transformações na subjetividade ocorridas desde o início da era moderna e seus desdobramentos no que tange à relação com a morte, ao processo de individualização, à tomada da vida como valor, à relação entre o domínio público e privado e à concomitante complexificação da interioridade. Todas essas mudanças produziram efeitos na relação do indivíduo ocidental com o sofrimento. Cabe destacar, aqui, que o nascimento da medicina clínica inaugurou um saber específico sobre cada indivíduo, um novo olhar sobre a morte e sobre a doença, abrindo um campo de práticas que buscavam conhecer, prevenir e tratar o sofrimento.

O saber médico moderno reconhece a singularidade do *páthos* individual, uma vez que a doença passa a ser localizada no corpo de cada indivíduo. Com isso, o foco da medicina se desloca da doença — tal como era concebida na medicina clássica — para o corpo doente. Esse deslocamento, por sua vez, resulta em uma concepção de saúde que se refere a um funcionamento normal dos organismos e dos comportamentos. A doença, daí em diante, será tratada como um desvio da normalidade.

Foi justamente a partir dessa ordenação assentada na ideia de um funcionamento normal tanto do organismo quanto de determinados comportamentos que, ao longo dos últimos séculos da história, surgiu um conjunto de saberes científicos e de tecnologias correspondentes, com o intuito de conhecer esse indivíduo potencialmente doente. Esses saberes, tais como a medicina e a psicologia, legitimaram o mergulho no interior dos corpos e das subjetividades, cujo objetivo era encontrar uma verdade escondida na profundidade visceral e na mais obscura intimidade, de modo a revelar as causas da doença — portanto, do desvio da normalidade.

A medicina moderna inaugurou, segundo Foucault (2004), um novo campo da experiência subjetiva. Ela está intimamente relacionada ao modo como, a partir das noções de vida e de morte, o corpo passou a ser compreendido e capturado por esse saber e, ainda, a ser alvo de intervenções médicas com o objetivo de curar doenças e tratar a dor e o sofrimento. Essa nova compreensão sobre a saúde e a doença que emergiu com a medicina moderna marcou uma série de transformações, que podem ser compreendidas a partir de três aspectos fundamentais:

1) A espacialização da doença no corpo: da medicina clássica à medicina moderna, ocorre um deslocamento do espaço de configuração da doença, desaparecendo a ideia de um "ser da doença", isto é, da doença como uma essência nosográfica, e emergindo a noção de um "corpo doente".

2) A morte como objeto de investigação: a partir da medicina moderna, a vida do indivíduo é estudada à luz dos estudos anatômicos sobre os cadáveres, localizando a morte no corpo humano. De fato, segundo Foucault (2004), um dos primeiros saberes a inaugurar a questão filosófica da finitude foi a medicina anatomopatológica. A finitude passa a ser empiricamente objetivada por meio dos estudos sobre a doença e a morte.

3) A desnaturalização da dor e do sofrimento: a medicina moderna tomou a dor e o sofrimento como problemas a serem tratados. Até então, a dor era compreendida como uma contingência da vida humana, algo irremediável e ao mesmo tempo natural com o qual o indivíduo lidava.

O olhar médico característico da modernidade resultou na produção de uma forma de subjetividade não mais ancorada na perspectiva do pensamento cristão da alma infinita, de um sofrimento que faria parte da vida natural, mas em uma percepção e visibilidade do corpo que o colocou numa posição singular com relação à morte. Esta, por sua vez, conduziu o ser humano a uma experiência subjetiva que o conclama a, frente à sua finitude, repensar sua relação com a dor e o sofrimento.

Segundo Foucault, a medicina moderna deu visibilidade ao que era invisível aos olhos da medicina clássica, de modo que a mudança fundamental ocorrida entre esta e aquela foi a passagem de um espaço taxonômico para um espaço orgânico de localização da doença. Na virada para o século 19, a doença já não era pensada puramente como uma essência nosográfica referente a um conhecimento classificatório; sua natureza começava a ser desvendada a partir de sua manifestação empírica e de um conjunto de sintomas capazes de serem apreendidos pelo olhar do médico.

Desde então, a supremacia do discurso da ordem biológica conformou a constituição da medicina moderna e as abordagens do processo de adoecimento. O modelo biomédico se refere a um corpo mecanizado, que não inclui o ser humano em sua integridade. O esforço do conhecimento científico em separar categorias para viabilizar o método analítico produziu concepções que marcam dualidades, e não mais integralidades. A análise, a clareza, a distinção, a neutralidade; enfim, todos esses pressupostos da racionalidade científica moderna produziram uma fragmentação da relação mente-corpo, indivíduo-natureza.

A medicina moderna inaugurou, portanto, uma concepção medicalizada do corpo, do sofrimento e da morte, que ganha novos contornos no contexto contemporâneo. A morte e o sofrimento passam a ser combatidos por essa clínica que começa a despontar no horizonte paradigmático de uma medicina que surge localizando no corpo e na profundidade orgânica o conhecimento sobre a doença.

Na contemporaneidade, a vida e o bem-estar assumiram um lugar central no discurso médico, produzindo novos modos de viver e se relacionar com a dor. De que maneira o sujeito se relaciona consigo mesmo nos dias atuais e que lugar confere ao sofrimento? Como o discurso médico psiquiátrico sobre o sofrimento interfere nessa construção? Essas são as nossas perguntas e os nossos desafios.

[]

2. Arqueologia da psiquiatria: o monólogo da razão sobre a loucura

> *Os cientistas dizem que somos feitos de átomos,*
> *mas um passarinho me contou que somos feitos de histórias.*
>
> Eduardo Galeano, *Os filhos dos dias*

A reflexão que buscamos promover neste capítulo parte de uma análise epistemológica do campo da psiquiatria. A epistemologia é uma das subáreas da filosofia, que se dedica ao estudo do conhecimento. Sua pergunta fundamental é: O que é o conhecimento?

Etimologicamente, a palavra "epistemologia" significa discurso (*logos*) sobre a ciência (*episteme*) — o estudo sobre a ciência, também entendido como filosofia da ciência. A epistemologia é, portanto, o estudo crítico dos princípios, das hipóteses e dos resultados do conhecimento científico. É a teoria sobre como se produz o conhecimento. O conhecimento científico não é uma verdade em si mesmo. Ao contrário, é provisório, jamais acabado ou definitivo. É sempre relativo a uma conjuntura ideológica, religiosa, econômica, política e histórica.

Há uma variedade de perspectivas epistemológicas. Aqui, buscaremos referência na arqueologia dos saberes promovida por Michel Foucault, que em termos metodológicos se diferencia um pouco da epistemologia clássica. Por situar sua pesquisa em uma perspectiva arqueológica, Foucault realiza uma história dos saberes que não comporta a ideia de progresso da razão. A arqueologia, como nos explica Machado (2006), pretende reivindicar uma postura crítica diante da própria ideia de racionalidade, de modo a estabelecer inter-relações conceituais no nível do saber, sem privilegiar o viés normativo da verdade e da cientificidade, tampouco colocando os fatos históricos em uma ordem temporal do menos ao mais científico.

A arqueologia não busca investigar se um saber é mais ou menos científico do que outro, mas compreender quais são as condições que permitem a enunciação de determinado discurso num dado momento da história. Ela busca o *a priori histórico* da constituição de um saber, aquilo que torna possível um discurso ser enunciável num dado momento e não em outro. Sem julgar nem buscar verdades, a arqueologia se refere aos discursos como produções históricas, revelando sua dimensão de construção e desnaturalizando enunciados que foram cristalizados como fatos universais, dados desde sempre.

Apoiados no trabalho de Foucault a respeito da constituição dos saberes sobre o indivíduo na modernidade, buscaremos, neste capítulo, traçar uma breve arqueologia da psiquiatria. Isso porque compreendemos que a definição de loucura não é algo cuja existência se dá mediante regras naturais neutras, universais, que existem desde o início dos tempos, algo como uma descoberta sobre as condições mentais — entendidas como sinônimo de cerebrais. Ao contrário, conforme já havia sinalizado Thomas Szasz (1970), há um contexto de fabricação da loucura, cuja existência depende dos discursos produzidos sobre o normal e o patológico, e estes definem aquilo que é doença ou não em cada momento histórico.

Em *História da loucura*, Foucault (2013) trata da história da psiquiatria e da constituição do discurso teórico sobre a doença mental. Seu estudo se concentra na análise do período clássico, problematizando a prática de enclausuramento dos ditos loucos nos Hospitais Gerais.

Foucault (2013) busca esclarecer a concepção clássica de loucura e o confinamento daqueles considerados loucos em instituições de reclusão. Sua argumentação se organiza no sentido de estabelecer as condições históricas de possibilidade dos discursos e práticas sobre a loucura na modernidade e sua definição como uma doença, que passaria a ser objeto da medicina, mais precisamente de uma medicina mental que despontava na modernidade: a psiquiatria.

A importância desse texto, segundo Machado (2006), reside no fato de Foucault observar que a psiquiatria é uma ciência recente e que a intervenção da medicina em relação aos ditos loucos e ao sofrimento psíquico é datada historicamente. A loucura considerada uma doença mental é uma invenção da medicina psiquiátrica. Tal invenção, vale notar, tem seus efeitos de poder, de modo que não é possível falar rigorosamente em doença mental antes do final do século 18, quando se inicia o processo de patologização da loucura.

Para Foucault, entretanto, a história da loucura não corresponde à história da psiquiatria, uma vez que o saber psiquiátrico é apenas um dos modos de conceber a loucura, não sendo portador da "verdade" sobre o tema. Mas é, sem dúvida, o saber que domina e submete a loucura à ordem da razão.

No Renascimento, os ditos loucos viviam soltos pelas ruas, eram errantes que, de alguma maneira, compunham o cenário social, vagando pelos campos, interagindo com peregrinos e comerciantes. A loucura carregava o sentido da tragicidade da existência humana, concepção essa que foi perdendo aos poucos, passando a ser encarada como ignorância, punição, desmoralização. Já não havia uma relação de profundidade com as questões do mundo, que só eram acessadas pela hermética percepção dessas pessoas. Ao contrário, a loucura passou a ser concebida como uma percepção equivocada e delirante, que afastava aqueles considerados loucos da ordem do mundo, da razão, da verdade e da sociedade.

Um grande marco da captura da loucura pela razão foi, sem dúvida, a virada filosófica operada por René Descartes em *Meditações metafísicas*, publicado em 1641. Ao submeter tudo ao processo da dúvida, Descartes excluiu a loucura da condição de possibilidade do pensamento. Ora, se alguém pensa, necessariamente não pode ser louco. O sonho, a ilusão dos sentidos e o engano dado pela influência do tal gênio maligno poderiam ser considerados, mas a loucura sequer entraria como pressuposto submetido à dúvida metódica.

Na época clássica, o conhecimento era classificatório e taxonômico, portanto a medicina deduzia a loucura de uma teoria geral das doenças e ainda não buscava tratá-la. Nesse momento, a designação de determinadas pessoas como loucas, as instituições que as recebiam e os critérios para sua exclusão da sociedade não dependiam da chancela do saber médico. O estatuto de louco não era dado por médicos, mas pela percepção social que havia sobre aqueles indivíduos desviantes, desadaptados. Os critérios não partiam da medicina, mas da atitude de transgressão das leis da razão e da moralidade compartilhada socialmente.

O marco institucional no processo de dominação da loucura pela razão foi a criação do Hospital Geral de Paris por Luís XIV em 1656, agrupando instituições como La Salpêtrière e Bicêtre, entre outras que, do ponto de vista de Foucault (2013), atuavam no limite da polícia e da justiça, muito mais como uma ordem de repressão do que de tratamento médico e cura. A Igreja também organizou instituições de reclusão, cujo significado era antes de tudo moral, social, político e econômico. Assim, o "Grande Enclausuramento" — como Foucault nomeou esse movimento que se estendeu por toda a Europa, não se limitando somente à França — assinala a passagem de uma visão religiosa da pobreza para uma percepção social que passa a considerar a loucura a origem da desordem moral e social.

O Enclausuramento assumiu, portanto, um papel político, tendo laicizado a moral e produzido exclusões daqueles que escapavam às normas sociais. Os principais motivos da exclusão de uma parcela da população eram: repressão da sexualidade (o doente venéreo, a prostituta, o devasso, a adúltera, o indivíduo que tem um casamento vergonhoso); profanação do sagrado (a feiticeira, o suicida, aquele que pratica magia e alquimia, o indivíduo acusado de blasfêmia); e irracionalismo (aquele que subordina a razão aos desejos do coração). Não havia tratamento: se o médico realizava visitas, era muito mais para que a população internada não adquirisse doenças que pudessem contaminar a cidade. A loucura não era considerada uma doença mental, mas uma desrazão. E a percepção da desrazão presente na loucura não era uma constatação médica, mas ética. A percepção social da desrazão é diferente da concepção médica da loucura como doença, que se instalará num momento posterior.

Aos poucos, durante a segunda metade do século 18, a percepção da loucura começa a sofrer novas alterações, a partir do momento em que passa a ser pensada historicamente na interface da relação do ser humano com a sociedade, com o mundo que produz sofrimento. A loucura de então diz respeito à perda do contato do indivíduo com sua natureza, sendo engolido pelas exigências da civilização, do progresso, das instituições sociais, reprimindo suas paixões e inibindo seus afetos. A loucura não é mais fundamentalmente um erro, como na época clássica, mas um produto da relação do ser humano com o mundo, que o distancia de si mesmo, aliena sua essência. Eis que surge uma concepção da loucura como alienação, antes de ser tratada propriamente como doença mental. Assim, conforme Machado (2006, p. 66), "o fenômeno da loucura se passa no interior do próprio sujeito. Dizendo respeito à verdade do homem, a loucura se interioriza, se psicologiza, torna-se antropológica".

Nessa época, surgem teorias que individualizam a experiência da loucura como alienação e que passam a demandar um deslocamento institucional do espaço de percepção e contato com aqueles considerados loucos. Essa nova apreensão da loucura levou à criação de instituições destinadas exclusivamente aos ditos loucos — a partir de uma análise crítica do Enclausuramento, que misturava a doença mental com outras categorias de desvio social. Esse foi o gesto "libertador" atribuído a Philippe Pinel, que abriu a possibilidade de a psiquiatria romper com o passado e inaugurar um novo estatuto do louco, primeiro como alienado, depois como doente mental.

A patologização da loucura que o gesto de Pinel representou foi responsável por uma radicalização do processo de apreensão da loucura, por meio do qual os ditos loucos passaram a ser objetivados pela comunidade médica como alienados. Em vez de uma libertação, essa mudança significou, na perspectiva de Foucault, uma nova reclusão dos loucos, só que num espaço próprio. O fato é que essa categoria social — o louco — não deveria, sob essa nova perspectiva, ser deixada em liberdade. Não houve, nesse gesto libertador, um questionamento da relação entre a loucura e a necessidade compulsória de internação.

Esse novo tipo de reclusão antecede e prepara a revolução psiquiátrica do século 19. A medicalização operada nesse momento se relaciona com o aparecimento da ideia de que a reclusão teria em si mesma um valor curativo, embora ainda não houvesse de fato uma importância da teoria médica da loucura para o espaço do internamento. A loucura ainda não era uma doença a ser tratada através de um saber médico específico, com conceitos e técnicas próprios, mas em todo caso a reclusão cumpriria um papel terapêutico.

Os loucos não eram considerados, como na época clássica, desarrazoados, mas alienados. Se a loucura passa a ser considerada alienação, então os loucos eram pessoas teoricamente passíveis de recuperação, de transformação e intervenção. Ou seja, sua "cura" seria o retorno à condição anterior à alienação, possibilitada pela ação exercida no interior dos hospícios.

Na virada do século 18 para o 19, os hospícios eram considerados os principais instrumentos terapêuticos da psiquiatria. Os métodos terapêuticos empregados utilizavam as seguintes estratégias: o trabalho dentro das instituições criava o hábito da regularidade, da atenção e da obrigação; a vigilância produzia autocontenção; e o julgamento fazia dos hospícios "microcosmos judiciários". A ação do psiquiatra era, antes de tudo, moral e social.

Por meio desse novo sistema de "recuperação", a psiquiatria buscou conseguir de modo mais eficiente aquilo que no final do século 18 o sistema clássico do Grande Enclausuramento não se mostrou tão capaz de realizar: o controle social dos loucos. Ao patologizar a loucura, o controle sobre ela se tornaria mais efetivo, mais sutil e ordenado medicamente.

Com essas transformações, que se consolidaram ao longo do século 19, foram dadas algumas das condições para o surgimento da psiquiatria moderna — e, com ela, a patologização da loucura e das experiências de sofrimento. Da desrazão para a alienação, a figura do louco em breve se transformaria na do doente mental.

Para Foucault (2013), a importância da emergência da psiquiatria para o campo das ciências humanas é que esta promoveu um conhecimento objetivo e científico da "verdade" do indivíduo, na medida em que a loucura como fenômeno patológico se tornou, pela primeira vez, um objeto do saber científico. Essa é uma virada notável na problemática do lugar do sofrimento.

A loucura passou a ser considerada uma doença mental, e a psiquiatria assumiu a autoridade de criar categorias diagnósticas, que passaram a descrever as mais diversas experiências de mal-estar psíquico. Junto com essa nova definição da loucura como doença mental, funda-se uma concepção da localização anatômica dos fenômenos e transtornos mentais, que acompanhou pouco a pouco as transformações mais amplas no discurso anatomopatológico da medicina moderna.

A medicina mental se esforçou para marcar a originalidade de seu objeto, de seus métodos e de sua abordagem com relação à medicina geral. Isso significou, já no século 19, a delimitação de um espaço específico para seu exercício e para o tratamento da loucura, que era o hospício. A exigência da especificidade das instituições e da formação psiquiátrica, explica Castel (1987), se deve ao fato de que a psiquiatria era uma medicina "não como outra", justamente porque diz respeito à doença mental, que por sua vez não é uma doença "como outra qualquer".

Notemos que, ao mesmo tempo que procurava demarcar sua especificidade com relação à medicina geral, a psiquiatria tinha na medicina os alicerces para a constituição "científica" do seu saber sobre a mente humana. O alienismo buscou na medicina do século 18 seu modelo de nosografia, com a classificação de sintomas e a busca por uma etiologia das doenças mentais, e encontrou na medicina moderna as bases anatomopatológicas para a localização das doenças mentais nas áreas do cérebro.

Entretanto, a constituição da psiquiatria como campo de saber científico sempre inspirou relações paradoxais e controvérsias, uma vez que sua comprovação deixava a desejar com relação aos critérios de cientificidade que se impunham à medicina geral. Em todo caso, argumenta Castel (1987), ainda que se provasse que a alienação mental tinha raízes orgânicas, esta se apresentava sob a forma de uma desordem na organização da sociabilidade, e o fato foi que a psiquiatria representou o saber e a prática capazes de combater essa desordem no comportamento. Assim, antes de ser uma medicina orgânica, ela é uma medicina social.

Objetivação do fenômeno da loucura

A objetivação do fenômeno da loucura pelo discurso médico científico começou a produzir seus efeitos de poder na medida em que a psiquiatria assumiu o lugar de proferir e desvelar a verdade sobre ele. A loucura, sendo uma doença, precisava ser tratada e medicada. Não só a doença mental, mas as demais experiências de sofrimento psíquico passam a ser objeto da psiquiatria, demandando igualmente tratamento e medicalização. Foucault (2013) fez a crítica de que a linguagem da psiquiatria é, na verdade, um monólogo da razão sobre a loucura, que se estabeleceu produzindo um silêncio: o daquele que sofre e que nada teria a dizer, em primeira pessoa, sobre a própria dor.

Foucault (2013) iniciou seu prefácio de *História da loucura* dizendo que se tratava de um livro escrito "sob o sol da grande pesquisa nietzscheana", uma vez que o silenciamento da loucura em nome do poder da razão destruíra as "estruturas do trágico" da existência. A inspiração nietzscheana está no fato de que justamente o objetivo de *O nascimento da tragédia* era denunciar a civilização racional moderna por seu espírito científico ilimitado e devorador e por sua absoluta vontade de verdade. Para isso, Nietzsche retomou a experiência presente na tragédia grega — que possibilitava, através da arte, um contato com a experiência da tragicidade e crueldade da vida, pouco a pouco invalidada pelo "socratismo estético" que submetia a criação artística à compreensão teórica. O argumento de Nietzsche se concentrava em criticar a racionalização e, com ela, a morte da tragédia presente nos poetas gregos pré-socráticos.

Ao longo do século 20, vemos surgir uma série de críticas ao saber psiquiátrico com relação à sua pretensão de desvelar a verdade da loucura. A psiquiatria passou a ser questionada pelo movimento da antipsiquiatria, que problematizava não somente a hegemonia do saber médico sobre a loucura como também a violência e a exclusão social da loucura praticadas nos manicômios.

Castel, em *A gestão dos riscos*, explica que a antipsiquiatria não se constituiu como uma crítica específica à atividade da psiquiatria. Foi, antes de tudo, um questionamento dos efeitos de poder do saber psiquiátrico. A contestação antipsiquiátrica passava por todo um imaginário político de liberação e de sensibilização exacerbada a toda forma de repressão. E a psiquiatria, por sua vez, representou uma figura paradigmática de exercício de poder, rígida em sua aplicação, coercitiva nos modos de organizar sua estrutura e sua relação com a loucura. Ela encarnou as formas mais difusas de questionamento contra a autoridade vivida na família e em outras instituições. Em suas palavras, a psiquiatria

> deixava ler a gratuidade e o arbitrário que pode caracterizar todo exercício do poder a partir do momento em que ela não se inscreve em uma relação recíproca. É a loucura, patética e sem munição, afastada do mundo mesmo se contém potencialidades enormes, que exemplifica melhor o imperialismo brutal e impessoal da razão instituída. (Castel, 1987, p. 25)

Entendemos que a mera descrição dos sintomas não parece suficiente para constituir um campo comprometido com o cuidado. Faz-se necessário construir uma postura compreensiva diante do adoecimento psíquico, buscando alternativas ao paradigma da causalidade orgânica. Partindo dessa premissa, emergiu um conjunto de críticas ao modelo determinista hegemônico na psiquiatria. A compreensão do sofrimento psíquico, nesse sentido, passa pela relação com o existir humano, isto é, está integrada ao modo como o organismo se constitui na relação com o mundo, atravessado pelo seu campo de vida, em oposição à noção de "doença mental" sustentada por uma perspectiva neurobiológica, individualista e mecanicista. Essa perspectiva não permite a compreensão do fenômeno do adoecimento psíquico em sua totalidade, como também acaba impedindo o sujeito de assumir a responsabilidade existencial por seu sofrimento e os sentidos que lhes atribui, uma vez que a doença é pensada como acometimento intrínseco e cerebral.

Compreendida como um conjunto de discursos e práticas historicamente constituídos, a psiquiatria retrata e ao mesmo tempo fabrica a dinâmica normativa do contexto sociocultural em que se encontra, produzindo, no campo da subjetividade, dispositivos que regulam os modos de compreensão do sofrimento e as formas de agir sobre ele. Nesse aspecto, vale observar que, desde os anos 1960 e 1970, o movimento crítico com relação ao saber psiquiátrico sinalizava sua limitação a respeito da compreensão do sofrimento psíquico, por partir de uma noção estreita quanto ao entendimento da loucura, centrando-se na doença e não no sujeito de sua experiência (Amarante, 1996).

Uma contribuição importante nesse sentido foi a perspectiva trazida por Franco Basaglia (1985), por meio da psiquiatria democrática inaugurada em Trieste, na Itália, com forte influência fenomenológico-existencial. Suas ideias produziram mudanças significativas nas formas de atenção à loucura, desconstruindo a lógica manicomial e promovendo a desinstitucionalização da loucura, e inspiraram de forma contundente a reforma psiquiátrica brasileira. Embora ainda tenhamos muito a caminhar no sentido de construir novas práticas e concepções sobre a loucura, podemos dizer que sem dúvida algumas pistas foram deixadas e caminhos críticos foram abertos na trajetória da reforma desde os anos 1960.

Thomas Szasz também foi um expoente crítico da psiquiatria coercitiva e comprometida com a normalização dos comportamentos. Escreveu muitas obras, nas quais denunciou o papel de poder do discurso psiquiátrico, tais como *O mito da doença mental* (1960) e *A fabricação da loucura — Um estudo comparativo da Inquisição e do movimento de saúde mental* (1970). Fazendo críticas à psiquiatria e ao uso do conceito de "doença mental", Szasz liderou debates pioneiros sobre a patologização. Suas ideias são fundamentais e baseiam discussões importantes no campo da saúde mental até os dias de hoje, tamanha sua importância na construção do pensamento crítico.

Para ele, a psiquiatria é, entre outras coisas, a negação institucionalizada da natureza trágica da vida (Szasz, 1977). Esse autor via na psiquiatria um dispositivo de controle social e domesticação da existência, capaz de reduzir as experiências de angústia e dor subjetiva ao nomeá-las sob a forma de diagnósticos médicos, transformando-as em doenças mentais à espera de vigilância e intervenção por parte de técnicos.

As intervenções terapêuticas da psiquiatria tradicional organicista teriam como objetivo preservar os indivíduos de um encontro com sua condição existencial: a de seres abertos que, pela própria consciência de sua finitude, convivem inevitavelmente com a frustração, o fracasso, o sofrimento e a angústia. Em contrapartida, essa mesma condição humana oferece algo impossível para os outros seres: o exercício da liberdade e da escolha.

Nós, humanos, temos que nos tornar algo justamente porque não somos nada anteriormente ao nosso existir. Porque não somos, temos que ser. E não temos garantias de nada ao longo do processo de existir. Só não experimenta essa angústia de existir quem está morto ou quem não tem consciência de que vive. Se vivo, terei inevitavelmente que tolerar o fato de que nada está sob o meu controle, e de que precisarei ser. Está aí uma das fontes de nossa angústia, com a qual teremos que lidar e sobre a qual o discurso médico muitas vezes pretende intervir como se fosse possível não sentir.

Ao nomear a angústia de existir por meio de categorias psicopatológicas estatísticas e estáticas, a psiquiatria transforma uma condição ontológica essencial num espaço a ser regulado por intervenções técnicas basicamente medicamentosas. Desse modo, a classificação de doenças mentais seria um discurso com pretensão científica que, na verdade, cumpriria o papel de tornar mais palpáveis certos problemas da existência e justificar intervenções sobre experiências e comportamentos desviantes ou socialmente indesejados em determinada época. Segundo Szasz (1977), só se deveria usar o termo "doença" para estados efetivamente associados a alterações anatomofisiológicas, e não a problemas que dizem respeito à esfera do sentido e da existência.

A era da medicalização

A medicalização é uma construção social e uma transformação cultural, nos diz Didier Fassin (1998). Ela consiste em conferir uma natureza e uma explicação médica a fenômenos relacionados a outras dimensões da vida humana que não a saúde. Desse modo, quando usamos a palavra "medicalização", estamos nos referindo a uma normalização dos comportamentos baseada em normas higiênicas. Isso significa que as questões sociais, os comportamentos, as emoções e as relações passam a ser pensados a partir da inscrição no binômio "normal-patológico"; passam a ser considerados como patologias fenômenos que antes faziam parte do viver humano. A patologização do sofrimento, nesse sentido, é um efeito da medicalização.

A medicalização é também um fato político por meio do qual as sociedades são governadas e é feita a gestão das populações, como analisou Foucault (1999) a respeito da biopolítica como modo de regulação da vida. O estudo da apreensão da loucura como doença mental, como vimos anteriormente, também nos serve como referência para pensar a dimensão política da medicalização, a partir da qual se desenvolvem mecanismos de controle social que operam mediante o estatuto hegemônico do discurso médico-científico sobre a verdade da vida.

O saber médico-psiquiátrico, amparado na ciência, autoriza a si mesmo a deter a verdade sobre a loucura, bem como sobre a infância, a adolescência, a sexualidade, a delinquência, o trabalho, as relações familiares etc. Ou seja, a questão da medicalização como fenômeno político de controle está estreitamente ligada à questão da legitimidade que sustenta seu discurso.

De que maneira a linguagem médica se impõe como modo legítimo de gestão da ordem social? Para Fassin (1998), no nível cultural, a medicalização da sociedade corresponde à redefinição de questões sociais a partir de termos médicos; e, no nível político, implica no movimento de legitimar essa inversão.

O processo de medicalização se intensificou ao longo do século 20 e hoje adquire proporções notáveis devido não somente à legitimidade do discurso médico-científico, mas ao valor que a saúde adquire nas sociedades contemporâneas, com uma definição cada vez mais ampliada e um *status* privilegiado no escopo dos valores e das preocupações sociais. A força da medicina, por sua vez, reside justamente no seu vínculo com a ciência e na promessa de resolver todos os problemas. A eficácia de seu discurso é total, ainda que, na prática, nem todos os problemas sejam de fato solucionados por seu intermédio.

É nesse sentido que Aïach (1998) considera a ideologia da saúde um fenômeno totalizante, devido à extensão do discurso médico a quase todos os problemas e dificuldades de ordem social e psíquica. Em suas palavras, "não somente a medicina moderna e científica triunfou enormemente sobre as medicinas ditas tradicionais, como ela ocupou grande parte do espaço social, despertando um profundo interesse por tudo que diga respeito à saúde e à medicina" (p. 34, tradução nossa).

Atualmente, a medicina dispõe de tratamentos para quase todos os problemas que envolvem o viver humano: solidão, tensões familiares, ansiedade, desafios profissionais, dificuldades de relacionamento, problemas sexuais etc. Esses aspectos passam a ser tratados como distúrbios, transtornos medicamente inscritos em categorias diagnósticas, de modo que sempre haverá fármacos para melhor combatê-los. Trata-se, verdadeiramente, de um modo de anestesiar a dor de viver, e por conseguinte, de um modo de regulação social.

O trabalho clínico da psicoterapia, por outro lado, é um processo sobre si mesmo, uma construção de um relato sobre a própria experiência. Esse processo requer uma relação com o tempo que, por sua vez, não corresponde à concomitante aceleração imposta pelo novo mundo, que surge das mudanças do capitalismo a partir do século 20. O tempo clínico é lento e se dá num compasso artesanal de lapidação dos sentidos que o sujeito atribui ao próprio sofrimento.

O processo de elaboração das experiências se dá em camadas muito profundas e exige um estado de distensão que se torna cada vez mais raro. A conversa consigo mesmo, proporcionada pela experiência psicoterapêutica, produz verdadeiras obras-primas interiores. Nesses casos, o tempo de relação com o sofrimento é lento, de digestão e construção de si. Um tempo que remete à atitude do *flâneur*, personagem caricatural do mundo moderno descrito por Baudelaire.

O processo terapêutico é uma oportunidade de lidar com nossas dores espalhadas em várias sessões, de modo que possamos experimentar outra temporalidade: sofrer, sentir demais, afetar-se, criar a si mesmo e inventar formas de lidar com a própria dor. Porém, no tempo acelerado em que vivemos, que nos convoca a resolver prontamente nossos conflitos, parece que estamos cada vez mais longe dessa configuração. Todos esses desatinos, todo o sentido do mal-estar parece ter perdido parte considerável de sua importância na contemporaneidade, o que coloca em questão o próprio lugar da clínica e das psicoterapias que não cedem aos apelos pragmáticos de diagnosticar, medicar e resolver o problema de existir.

[ ]

3. Subjetividade e cultura contemporânea: felicidade, consumo e gestão de si

> — [...] o que eu sentiria se pudesse, se fosse livre, se não estivesse escravizado pelo meu condicionamento?
> [...]
> — Você não tem o desejo de ser livre, Lenina?
> — Não sei o que é que você quer dizer. Eu sou livre. Livre para me divertir da melhor maneira possível. Todos são felizes agora.
> Ele riu.
> — Sim: "Todos são felizes agora". [...] Mas você não sente o desejo de ter liberdade para ser feliz de algum outro modo, Lenina? De um modo pessoal, por exemplo, e não como os outros?
>
> Aldous Huxley, *Admirável mundo novo*

Quando tomamos o tema do sofrimento como componente central para entender as configurações contemporâneas, estamos iluminando apenas um ponto dentro de um fenômeno que envolve uma gama mais ampla de transformações. Pretendemos explorar, neste capítulo, as nuances que marcam a emergência de novos arranjos que caracterizam esse cenário. As repercussões dessas mudanças na subjetividade nos conduzem ao centro das questões a respeito da medicalização do sofrimento na cultura contemporânea.

No livro *O que é o contemporâneo? e outros ensaios*, Agamben (2009) pergunta: "De quem e do que somos contemporâneos? E, antes de tudo, o que significa ser contemporâneo?" A propósito de sua pergunta, Agamben lembra a concepção de Roland Barthes, quando diz que o "contemporâneo é o intempestivo" — o que quer dizer que o contemporâneo pergunta sobre o seu tempo, não coincidindo perfeitamente com este. É nesse anacronismo e deslocamento, explica Agamben (2009), que o contemporâneo é capaz de perceber e apreender seu tempo.

Ser contemporâneo e fazer história do presente é, nesse sentido, manter fixo o olhar no seu tempo, "para nele perceber não as luzes, mas o escuro" (Agamben, 2009, p. 62). Nessa perspectiva nos remetemos também ao texto "O que são as luzes?", no qual Foucault (2011) argumenta que uma das questões filosóficas mais urgentes da contemporaneidade é se debruçar sobre a tarefa de realizar uma "ontologia de nós mesmos", ou seja, de interrogar o presente do viés de sua precariedade, de sua contingência histórica e das redes de relações que conferem ao presente a forma daquilo que nos tornamos.

Ora, então o que é este presente ao qual pertencemos? Qual é a nossa atualidade? E mais, qual o sentido dessa atualidade? Do que somos contemporâneos? O que é isso que nos tornamos hoje?

Nosso propósito, com essas perguntas, certamente não é buscar respostas definitivas sobre as perplexidades de nosso tempo; trata-se, sim, citando Arendt (2010, p. 6), "de pensar o que estamos fazendo". Para isso, devemos pensar a respeito da condição humana frente às nossas mais novas experiências e aos nossos temores mais recentes.

Assim, como observou Lyotard (2006), parece que vivemos hoje as consequências deixadas pela falência do projeto racional grandioso da modernidade. Experimentamos o desencanto de um mundo que não se tornou mais perfeito, no qual as pessoas não necessariamente se tornaram mais seguras e autônomas.

O momento histórico conhecido como Iluminismo é considerado um dos grandes marcos da modernidade europeia. Datado do início do século 18, foi marcado por diversas tradições filosóficas, correntes intelectuais e atitudes religiosas que enfatizavam as ideias de progresso, perfeição humana e defesa do conhecimento racional como meio para a superação de preconceitos e ideologias tradicionais. Assim, o ser humano, iluminado por sua condição racional, destacou-se por ser algo distinto da natureza e, mais ainda, não estar subordinado às suas leis. Essa diferença, por fim, foi declarada como uma superioridade do indivíduo, que passou a lançar seu domínio sobre a natureza: "o entendimento que vence a superstição deve imperar sobre a natureza desencantada" (Adorno e Horkheimer, 1985, p. 18). Os progressos da razão e da técnica permitiriam maior conhecimento e controle das forças imprevisíveis da natureza, que passou a ser idealizada sob a égide da nova matemática. Com isso, cresceu a tomada de consciência dos riscos tecnicamente evitáveis, bem como o esforço para minimizá-los e o otimismo de conquistar cada vez mais segurança.

A razão assumiu, portanto, o estatuto de libertadora das trevas e do caos. A conquista racional de previsão e controle do mundo conduziu à crença de que a vida humana se tornaria melhor, mais segura e feliz. Além da previsibilidade, a técnica poderia nos proporcionar maior qualidade de vida. A equação fundamental do Iluminismo europeu pressupunha a correlação direta entre o progresso da civilização e o aumento da felicidade. Tudo prometia uma "supersafra do bem-estar", como nomeia Giannetti (2002).

Observando os avanços da ciência nos últimos dois séculos, não há dúvida de que alcançamos um contingente significativo de benefícios na vida prática em termos de saúde, aumento da longevidade, conforto etc. Além disso, parece que também atingimos notáveis avanços em torno do esforço para desprender o indivíduo das amarras de determinados valores sociais caducos e do peso dos dogmas religiosos. Aparentemente, a plena realização das conquistas modernas nos aproximava da "evolução social". Sem dúvida, passamos a observar e a explicar o mundo com base na razão, através da qual muito foi conquistado, e levamos o projeto racional às últimas consequências. Entretanto, a crença nos valores fundamentais que moviam o projeto moderno parece não ter ocorrido conforme o esperado, o que culminou numa época de profundo desencanto com tais valores, além de incertezas resultantes de absurdos como Auschwitz e Hiroshima.

As guerras travadas ao longo do século 20 explicitaram, nesse sentido, toda a arrogância da razão branca ocidental. E, desde o final da Segunda Guerra Mundial, o mundo, paralisado diante dos perigos de um holocausto nuclear, passou a viver a Guerra Fria. Somem-se a tudo isso as mais recentes e sucessivas crises econômicas mundiais e a emergência dos problemas ecológicos, trazendo consigo desconfianças sobre os efeitos do "progresso", até então considerado com otimismo e esperança.

O paraíso prometido pela modernidade escondeu, ainda, as relações entre Estado-nação, violência e colonialismo, problematizados por figuras importantes como Aimé Césaire e Frantz Fanon. Na obra *Os condenados da terra*, Fanon (2022) questiona que não existe um Estado ou direito moderno universal e abstrato, válido para todas as culturas. Ao contrário do que se propaga no discurso histórico hegemônico, o Estado-nação não surgiu para superar a barbárie medieval e torná-la inaceitável, mas nasceu justamente de práticas de violência operadas nas colônias. Teve como principal forma de atuação o controle disciplinar, a punição e o extermínio de "vidas indignas" de serem vividas. Foi isso que Achille Mbembe (2023, p. 8-9) nomeou de "necropolítica" — a política de morte operada pelo Estado sobre os corpos invisíveis, descartáveis, em sua maioria corpos negros, quilombolas, indígenas e periféricos. Em suas palavras, "desconsiderando essa multiplicidade, a crítica política contemporânea infelizmente privilegiou as teorias normativas da democracia e tornou o conceito de razão um dos elementos mais importantes tanto do projeto de modernidade quanto de território da soberania" (Mbembe, 2023).

Assim é que Fanon (2022) nos ajuda a enxergar como nítida violência aquilo que historicamente foi vendido como progresso, desenvolvimento, ordem e processo civilizatório. Estamos de acordo que não se pode torturar em Madagascar, matar na Índia e usurpar toda a África negra e nomear de modernidade racional esse massacre colonizador (Césaire, 2020). Nesse mesmo sentido, Ailton Krenak (2024) afirma que

> a gente não pode concordar que civilização é a coisa que os europeus inventaram. Se não a gente está homologando esse papo furado de que a Europa inventou a civilização e foi iluminar o resto do mundo, a Ásia, a África, as Américas. Agora cada vez mais se está desvelando o escândalo que foi essa civilização quando eles chegavam a alguns territórios e aniquilavam o povo originário de lá para pegar petróleo, diamante, madeira. Isso não é civilização, isso é um assalto.[2]

O avanço da ciência e o chamado "progresso" vêm colocando problemas não somente do ponto de vista dos desvelamentos das exclusões que promovem, mas também no que diz respeito ao uso que fazemos das possibilidades técnicas que abrem. Essa é uma das reflexões centrais na obra de Hannah Arendt. Em *Entre o passado e o futuro* (2009), a autora traz uma reflexão política acerca do século 20, examinando a lacuna entre esses dois tempos, marcada fundamentalmente pelo declínio da tradição. O exame dessa lacuna,

---

2. Trecho retirado de um vídeo postado em sua rede social em 19 de abril de 2024, Dia dos Povos Indígenas.

segundo Arendt, nos conduz ao centro das questões que marcam a crise do mundo moderno. Nesse livro, a autora questiona se a conquista do espaço aumentou ou diminuiu a estatura do indivíduo, e a resposta para essa pergunta filosófica não parece ser óbvia. A ciência moderna, diz Arendt (2009), modificou e reconstruiu o mundo em que vivemos de modo radical, e pensar sobre seus desdobramentos na medida em que afetam os seres humanos e produzem novos modos de ser e viver juntos representa, sem dúvida, uma reflexão pertinente aos dias atuais.

A chamada "crise da modernidade" é, por assim dizer, a crise do sujeito iluminista europeu, que, no anseio pretensioso de alcançar todo o possível através da razão, da colonização e da violência, não conseguiu controlar os efeitos de seus avanços, acabando por eleger o consumo e o mercado como seus novos soberanos. As incertezas, ambivalências e incoerências que se espalham no solo contemporâneo decorrem daquilo que a modernidade produziu de mais racional, pragmático e técnico, e que nos conduziu a um mundo de velocidade, intensidade e eficiência. Como observou Arendt (2010), a condição moderna resultaria numa espécie de utilitarismo implacável que, como queremos colocar aqui em exame, se traduz hoje, do ponto de vista da subjetividade, na figura do sujeito que se autoconstitui no "empreendedor de si mesmo" (Ehrenberg, 2010).

O que faz a sociedade que ingressa no século 21 ser ainda fortemente moderna é a compulsão pela modernização, pelo novo, pela ânsia da produtividade e pela concorrência. Ser moderno significa ser incapaz de parar, viver buscando; quando as realizações são finalmente atingidas, parece que perdem seu atrativo, e então o indivíduo se lança numa nova aspiração de algo que está por vir. "Ser moderno", para Bauman (2008, p. 135), "significa estar perpetuamente à frente de si mesmo, em um estado de constante transgressão; também significa ter uma identidade que só pode existir como um projeto não realizado". Entretanto, se pensarmos do ponto de vista da narrativa moderna, estamos em meio a um conjunto de transformações que coloca a época atual diante de questões inéditas. Uma dessas transformações diz respeito ao que Bauman (2008) chamou de desregulamentação e privatização das tarefas e deveres modernizadores. Isto é, o que costumava ser tomado como uma tarefa para a razão humana, como propriedade coletiva, foi pouco a pouco fragmentado e atribuído aos recursos administrados individualmente. Há, portanto, uma transformação radical no sentido da autoafirmação e da responsabilidade do indivíduo. Essa transformação se reflete na mudança do discurso ético-político, que hoje enfatiza o direito de os indivíduos serem diferentes e escolherem seus próprios modelos de felicidade e estilos de vida. Os *panópticos* já não são mais necessários em sua versão "velha e pesada", e também não faz sentido que assumam uma versão "leve e *high-tech*", pois é o discurso da liberdade, em sua expressão associada ao mercado consumidor, que tem o poder de evocar e controlar toda a conduta humana necessária para manter a economia global em movimento (Bauman, 2008). Tais transformações estão, a nosso ver, no cerne dos fenômenos que caracterizam a contemporaneidade.

O mercado, operado por uma "mão invisível" (quase divina), transformou os interesses egoístas em riqueza coletiva. Para que tudo corra bem, basta nos submetermos a essa força que, por sua vez, não coage nem limita; pelo contrário, estimula a liberdade e a desregulamentação. É preciso, então, "deixar fazer" (*laissez-faire*). Contudo, a particularidade da "divindade mercado" é que esta não se sustenta em um lugar de exceção, tampouco providencia respostas ontológicas sobre a origem (Dufour, 2008). O mercado não legitima o passado e o futuro, vive somente de enunciados presentes. E, como só funciona no presente, ele não resolve na ficção o que nos falta no real. O mercado deixa o indivíduo solto, sem uma explicação sobre a tormenta da origem. Submetemo-nos a uma força que nos cobra devoção sem, no entanto, nos dar nada em troca por isso. O mercado nos submete e desampara, apesar de sua força morar na promessa de que alcançaremos a felicidade por meio do consumo e dos estilos de vida (Dufour, 2008).

Interessa-nos, então, pensar: Que valores estão sendo afirmados hoje? Quais são as formas de saber predominantes? De que jogos de poder elas estão a serviço? Qual é a implicação da hegemonia do saber pragmático no horizonte epistemológico contemporâneo do ponto de vista da medicalização do sofrimento?

Ao se apoiar no discurso tecnocientífico pragmático contemporâneo, a psiquiatria não estaria interessada no sentido do sofrimento, mas em resolver a pergunta "para que serve o sofrimento?", cuja resposta aponta para a inutilidade dessa experiência, tendo em vista o pressuposto da eficácia na gestão de si. Assim, não é discutido o sentido do sofrimento, mas "como fazer" para se ter uma performance compatível com o tempo acelerado em que vivemos hoje.

As questões apresentadas aqui convidam a uma ampla reflexão sobre o complexo cenário epistemológico da atualidade, cujos efeitos discursivos percebemos nas transformações da cultura. Estas nos conduzem à emergência de um novo olhar sobre o sofrimento e os modos de enfrentá-lo, e também a uma psiquiatria capaz de assimilar em seu discurso as mudanças atuais, que ao mesmo tempo reflete e participa da produção desse novo contexto que marca a subjetividade contemporânea.

Neste capítulo, buscamos caracterizar brevemente esse horizonte, marcado pela tecnociência (e seu modelo de eficácia, desempenho e performance) e pela sociedade de mercado. A expansão e a hegemonia desses paradigmas para os domínios da vida humana nos permitem vislumbrar o aparecimento de uma nova forma de subjetividade em nossa sociedade, justamente marcada por eficácia, performance, flexibilidade e superação de limites, que por sua vez convergem com os valores e ideais da expansiva sociedade de mercado ultraliberal. É nesse contexto que se constitui a medicina biotecnológica e se descortinam um novo sujeito e um novo modo de experimentar a relação com o sofrimento.

Teríamos importado a lógica da eficácia, que rege o campo informacional, também para os comportamentos e os processos de subjetivação? Se sim, esse modo de pensar nos conduziria então à produção de um indivíduo que buscaria ser mais do que bom, mais do que capaz, performático, com mais memória e mais concentração? Na medida em que precisamos ser, antes de tudo, produtivos e eficazes, essa transformação não nos conduziria a identificar pistas sobre que lugar o sofrimento ocupa nesse novo cenário?

Consideramos nesta análise, portanto, a proliferação dos discursos que hoje dão ênfase à superação dos limites, à liberação e ao estado de bem-estar pleno como modo de vida, entendendo esses valores como fundamentais para a compreensão do novo valor — de negatividade — que o sofrimento passou a ter na subjetividade contemporânea. Interessa também compreender os efeitos do atual investimento maciço em formulações sobre como viver uma vida feliz e ter um estilo de vida saudável. Esses objetivos incitam uma série de questões ligadas ao modo de compreensão do sofrimento hoje e às formas de intervir nele. Qual é o lugar do mal-estar em uma cultura que busca romper com as categorias ligadas ao limite e exalta os valores da liberação, do bem-estar e da felicidade?

Um mundo sem limites: civilização sem mal-estar?

Na antiguidade clássica, os gregos tinham um princípio regulador que providenciava uma medida justa e uma punição adequada para cada ato de transgressão e excesso nas ações humanas. Para cada audácia excessiva (*hýbris*), correspondia uma punição (*némesis*) capaz de corrigir e restaurar o equilíbrio das coisas. Isso quer dizer que, para os gregos, se no campo da tecnologia e do domínio da natureza as conquistas humanas tinham como objetivo tornar a vida dos mortais mais segura e aprazível, para alcançá-las os indivíduos cometiam excessos que preocupavam os deuses do Olimpo.

São inúmeros e frutíferos os exemplos da mitologia grega que ilustram essa dinâmica entre *hýbris* e *némesis*. Um dos mais comentados é, sem dúvida, a história do titã Prometeu, que roubou o fogo de Zeus e a luz do saber técnico para dar aos mortais. Como punição pela ousadia, Prometeu foi acorrentado a um rochedo, onde, toda manhã, um abutre lhe comia o fígado, que se regenerava à noite. Outro exemplo instigante é o destino dado a Tântalo, rei da Lídia, que certa vez contrabandeou o néctar e a ambrosia do banquete divino para entregar ao deleite dos mortais. A *némesis* foi imediata: Tântalo foi condenado ao suplício eterno de padecer de sede e fome tendo à sua frente toda a água e comida de que necessitava, sem poder desfrutar de nada. A felicidade ali, bem diante dos olhos, mas intangível, eternamente inalcançável. Sem falar na punição de Sísifo, que foi condenado ao trabalho forçado e absolutamente inútil de empurrar uma pedra até o topo da montanha só para vê-la despencar de volta ao sopé e ser obrigado a refazer a tarefa, por toda a eternidade.

Todos esses exemplos gravitam em torno da mesma questão: as escolhas que fazemos e os atos que executamos têm consequências. Alguns avanços acarretam benefícios, mas também pode haver um preço a ser pago como resultado. Outra questão importante que as ilustrações mitológicas sugerem é que as conquistas civilizatórias da humanidade têm efeitos colaterais e, algumas vezes, danosos para o bem-estar subjetivo (Giannetti, 2002). Essa é a ideia fundamental que também está presente na tese freudiana sobre o processo civilizador — a de que este tem custos e impõe limites. O indivíduo civilizado troca uma parcela de suas possibilidades de felicidade e liberdade por uma parcela de segurança (Freud, 1997).

Se estamos construindo um "mundo sem limites", como bem argumentou Lebrun (2008), qual é nosso tormento (*némesis*) correspondente? Há algum? Imaginamos ser possível um mundo onde à *hýbris* não corresponderia uma *némesis*? Imaginamos um Prometeu liberto, um Tântalo saciado e um Sísifo feliz com sua rotina de trabalho repetitivo e esgotante? Prometeu tinha um irmão, Epimeteu. A etimologia dos nomes revela informações interessantes. Prometeu é "aquele que pensa antes de agir", e Epimeteu "age antes de pensar" (Giannetti, 2002). Eles representam mitologicamente duas formas opostas de vida: a impulsividade epimeteica e a racionalidade prometeica. Cada uma com seu ganho, mas também com seu preço. O preço de um é uma vida entregue às paixões, mas sem segurança. O do outro, uma vida racional, contida, porém mais segura e confortável. Como argumenta Giannetti (2002, p. 130), "assim como Prometeu sucumbe por excesso de zelo e preocupação, ao antecipar as demandas e incertezas de um futuro ameaçador, Epimeteu tropeça pela vida, dança e rasteja, torce e reza, mendiga e goza, como se não existisse amanhã". Prometeu seria o mal-estar na civilização e Epimeteu, o bem-estar na não civilização.

A solução que o ser humano ainda busca é como viver o bem-estar na civilização. Como conciliar as duas possibilidades? A hipótese de Freud (1997) se concentrou justamente em mostrar que essa não é uma conciliação possível. Mas a *hýbris*, alcançada pelo crescente avanço técnico, não renuncia à sede de conquistar essa meta. O sonho continua o mesmo de tempos remotos: encontrar um equilíbrio no qual possamos viver os confortos e poderes da racionalidade de Prometeu, mas sem precisar abrir mão da espontaneidade inconsequente, hedonista e mesmo desregrada de Epimeteu. "Apurar a forma sem perder o fogo", como diz Giannetti (2002). A utopia de alcançar uma civilização sem mal-estar. O autor sinaliza, porém, que "o pesadelo é tentar o melhor dos dois mundos e terminar sem mundo algum — o mal-estar sem a civilização. Prometeu pobre e Epimeteu triste" (Giannetti, 2002, p. 133-134).

A cultura do bem-estar

Voltemos ao já mencionado *Admirável mundo novo*, uma "fábula" futurista escrita em 1931 por Aldous Huxley, na qual o autor descreve uma sociedade completamente organizada sob um sistema científico de castas:

> Lá em cima, no seu quarto, o Selvagem lia *Romeu e Julieta*.
> [...]
> Era o tipo de ideia que poderia facilmente descondicionar os espíritos menos estáveis das castas superiores — que poderia fazê-los perder a *fé na felicidade como Soberano Bem* e levá-los a crer, em vez disso, que o objetivo estava em alguma parte além e fora da esfera humana presente; que a finalidade da vida não era a manutenção do bem-estar, e sim uma certa intensificação, um certo refinamento da consciência, uma *ampliação do saber...* (Huxley, 2009, p. 116-117, grifos nossos)

Nessa "sociedade perfeita", a vontade livre havia sido abolida através da implementação de dispositivos de condicionamento; e a servidão era aceitável, devido a doses regulares de felicidade química (pela ingestão de um medicamento chamado "soma") e à submissão hipnótica de lições sobre higiene e sociabilidade, ministradas com frequência durante o sono.

Nesse romance, Huxley vislumbrou uma civilização de excessiva ordem, na qual todos os indivíduos são monitorados, desde a gestação, por um sistema que alia o controle genético ao condicionamento mental, o que os torna dominados pelo sistema em prol de uma aparente harmonia na sociedade. Não há espaço para questionamentos, dúvidas ou conflitos, pois até os desejos e ansiedades são controlados quimicamente, sempre com o objetivo de preservar a ordem dominante. O "soma" proporciona um esquecimento perfeito e afasta todo sentimento desagradável, causando uma sensação de estar "fora do tempo".

A visão do futuro mostrada por Huxley por meio dessa obra profetiza um mundo bem diferente do que existia em sua época. De acordo com o que o próprio autor constata em seu *Regresso ao admirável mundo novo*, escrito em 1957, 26 anos depois, aquilo que ele imaginava que só aconteceria num futuro distante já havia começado a se realizar. Mais de 90 anos após sua primeira publicação, podemos dizer que o visionário romance de Huxley nos leva a refletir sobre os dias atuais, e a sociedade descrita por ele ilustra, em muitos aspectos, a cultura na qual vivemos. Parece que caminhamos para um tipo de sociedade que, como no livro, acredita na felicidade como soberano bem, já não suportando mais a ideia do sofrimento como parte da vida. Melhor dizendo, não suportando aquilo que, do sofrimento, pode se revelar como limite ao prazer, à liberdade e ao bem-estar pleno.

A pergunta sobre como nos relacionamos com o sofrimento hoje nos coloca diante da tarefa de investigar a especificidade histórica — do ponto de vista da subjetividade — que possibilitou a construção de um imperativo de ser feliz por meio da idealização de um estado pleno de bem-estar, no qual se acredita ser possível uma vida cuja dimensão do sofrimento deve ser excluída. A questão da felicidade é discutida. Destacamos, para ilustrar, a *Carta sobre a felicidade*, de Epicuro (2002). Ao longo da história, muitos filósofos travaram grandes debates e reflexões a respeito da felicidade, passando pelas noções da ausência de dor, da busca por sabedoria, prazer, amor, amizade etc.

De modo geral, o sofrimento humano resulta, de um lado, de uma divergência entre nossos desejos e vontades e, de outro, do curso dos acontecimentos que nos afetam, ou seja, a realidade. Há basicamente dois modos de lidar com essa divergência: um deles seria conciliar nossos desejos com o princípio da realidade e, de alguma maneira, aceitar as coisas como elas são; e o segundo, transformar as circunstâncias, intervir na realidade de modo que ela atenda aos nossos desejos. Os filósofos estoicos, como se sabe, optaram primordialmente pela primeira opção, assim como os budistas. Como a realidade está para além de nós, como não podemos ter controle total sobre os acontecimentos e como o mundo é regido por leis que independem da nossa vontade, só restaria nos submeter e adaptar nossos desejos e aspirações ao curso dos acontecimentos — o que exigiria, por sua vez, um controle rigoroso de nossas paixões e vontades. A aceitação dos limites, a autodisciplina interior, o controle sobre os desejos, a reflexão filosófica e a vida contemplativa seriam, nessa perspectiva, o segredo de uma existência harmoniosa e feliz.

A segunda possibilidade foi a escolha feita pela razão iluminista: em vez de conter os desejos, adaptando-os à realidade, tratou-se de construir uma realidade de modo a exercer controle sobre ela. A conquista da felicidade foi, então, tomada como resultado da ação autônoma de cada indivíduo e se tornou não algo a ser almejado e conquistado, mas antes um direito natural.

O domínio da natureza pelo ser humano foi peça central de um projeto que comportava outras duas conquistas almejadas. Uma delas era o aperfeiçoamento da natureza humana por meio da educação, da razão e da produção de um ambiente propício a seu desenvolvimento; a outra, as formas de governo sobre os homens, por meio das quais se garantiriam a ordem e o bem-estar de todos. Para isso, a implementação de novas políticas e a construção de uma legislação racionalmente desenhada para esse fim se fizeram igualmente necessárias (Foucault, 1987). A expectativa dos iluministas era, portanto, que essas três condições (domínio da natureza, perfectibilidade humana e governo racional) caminhassem juntas e, à medida que avançassem, permitissem que chegássemos mais perto da felicidade. Claro que esse projeto, diga-se de passagem, não incluía a felicidade dos povos originários, dos países do continente africano, nem tampouco dos demais países periféricos. Falamos do desejo de felicidade e bem-estar almejado como conquista para o mundo branco ocidental capitalista.

Se formos analisar o cenário atual, é possível notar que os avanços no campo da ciência e da tecnologia nos trouxeram um conjunto de benefícios em diversas esferas, tais como o aumento da expectativa de vida nas sociedades ocidentais, melhores condições de habitação e trabalho etc. para as camadas da população cujo projeto de bem-estar se endereça (ressaltamos que, lamentavelmente, esse projeto não inclui todos os corpos e vidas).

Entretanto, em certos aspectos, como vimos, as crenças que povoavam o projeto e a visão de futuro iluminista revelaram um conjunto de efeitos problemáticos, que já ficaram claros desde o século 19, quando o movimento romântico lançou suas críticas contra o efeito desumanizador da ciência moderna, da tecnologia e da urbanização crescente, mostrando que algo absolutamente inesperado e perturbador estava acontecendo como consequência do progresso. No cenário social, começava a se desenhar uma fratura, que dividia os adeptos do ideal iluminista, fervorosos da racionalidade, da lógica, e entusiasmados com o ritmo acelerado das cidades, dos resistentes românticos, os *flâneurs*, partidários da sensibilidade, da poesia, do tempo lento, do lirismo e da natureza intocada — além da produção crescente de "refugos humanos", como nomeou Bauman (2008) ao se referir às pessoas dispensáveis para a lógica capitalista.

A partir da modernidade, a busca pela felicidade se constituiu como um projeto individual, ligado à ideia de êxito pessoal, ou seja, à possibilidade de que cada qual desenvolva seu plano de conquistas e realizações. Cada *indivíduo* — noção que se funda como um valor social e uma categoria moral nesse momento (Dummont, 1985; Elias, 1994) — passou então a poder escolher seu projeto de vida. Esse movimento produziu uma mudança significativa do ponto de vista subjetivo no modo de perceber as necessidades individuais e orientar as escolhas em função não exclusivamente do interesse da coletividade, nem da reverência ou da louvação a um deus, mas da concretização de suas aspirações pessoais (Velho, 2010).

Na versão contemporânea, a ênfase na individualização desse projeto se radicaliza, e a busca pela felicidade se consolida como um projeto individual que depende hoje da performance e da eficácia de cada pessoa em administrar a própria vida. Remontamos o ideal do bem-estar, elevando-o ao patamar de meta primordial das sociedades atuais, e a felicidade alcançou o *status* de uma das condições indispensáveis para a concretização desse bem-estar. De um direito democrático, a felicidade passou a ser um imperativo. Hoje, são inúmeras as formas apontadas para sua obtenção, embora estejam primordialmente ligadas ao consumo, à imagem e à saúde.

Vivemos hoje um verdadeiro imperativo da felicidade, que nos incita a buscar, a todo momento, satisfação plena e a eliminação da experiência da dor (Lipovetsky, 2007; Freire Filho, 2010). Na versão contemporânea, a busca pela felicidade se concentra num anseio de autorrealização possível. A felicidade já não está no aprimoramento da razão e no investimento em um projeto coletivo de progresso, mas no consumo, na satisfação individual de prazeres, nos sucessos de toda ordem, nas "viagens" (em todos os sentidos) das quais acreditamos ser capazes de usufruir e nos bens que podemos acumular.

Nesse sentido, também temos visto crescer de forma exponencial o mercado do conforto psíquico, do equilíbrio e da autoestima. Observamos isso na expansão das técnicas de desenvolvimento pessoal e gestão de si, nos guias de autoajuda e nas "farmácias da felicidade". A esse respeito, Lipovetsky (2007) argumenta que passamos de uma era na qual o consumo se centrava primordialmente na aquisição de bens materiais para um hiperconsumo, inclusive de "produtos" que oferecem experiências emocionais, de bem-estar, qualidade de vida, saúde e comunicação.

Esse quadro de mudanças tem raízes profundas, dentre as quais destacamos como essencial o cruzamento de três axiomas do projeto moderno que se radicalizaram na contemporaneidade. O primeiro é o progresso técnico; o segundo, a oferta mercantil: não sendo mais limitados por sistemas sociais fechados, tampouco religiosos, ambos podem renovar suas promessas, produtos e serviços. O terceiro é a intensificação da ênfase no indivíduo como valor, resultando na realização dos valores centrais do sujeito contemporâneo: autonomia, saúde, bem-estar, divertimento e comunicação.

Quando o individualismo é exaltado como valor supremo, a felicidade se impõe de imediato, também como um ideal supremo. Longe de ser uma contradição, o imperativo contemporâneo de realização pessoal coaduna perfeitamente com o projeto da modernidade mercantil. A vida equilibrada, feliz e saudável se transformou num estilo de vida. A nova agenda da qualidade de vida define, por assim dizer, os padrões de saúde e bem-estar que devem ser cultuados. Nesse contexto, assistimos à manifestação cada vez mais explícita de comportamentos que expressem autoconfiança, entusiasmo, adaptação ao ambiente, flexibilidade, eficiência, animação e bom humor.

Na perspectiva de Lipovestky (2007), construímos uma nova cultura dominada por uma "mitologia da felicidade privada" e pelos ideais hedonistas, que prometem a autorrealização, sobretudo, por meio do consumo. Hoje, tudo ou quase tudo é vendido com a promessa de obtenção da felicidade individual. Viver melhor, aproveitar o máximo de conforto, desfrutar o momento e viver para si mesmo aparecem como direitos dos indivíduos. Nas palavras desse autor, "essa é a sociedade de consumo, cuja alardeada ambição é liberar o princípio de gozo, desprender o homem de todo um passado de carência, de inibição e de ascetismo" (p. 102). Ou seja, o consumo individualista passa a ser sinônimo de busca por qualidade de vida.

Quando adotamos o hábito de conceber nossa vida com a preocupação de dedicar nossas ações à finalidade de ser feliz, a experiência do sofrimento passa a ser intolerável. Acostumados com a busca imperativa pelo bem-estar, encontramo-nos mais frágeis frente ao mal-estar. Como aponta Vergely (2000, p. 36), "pagamos hoje o contragolpe de nossa busca pela felicidade herdada das Luzes. Se estamos desarmados em face do sofrimento, é porque não temos mais nada a dizer sobre ele, não querendo ouvir falar senão de felicidade".

Percebemos, assim, que o tema da felicidade incita uma série de questões que merecem ser analisadas. A ressignificação dos modos de compreensão do sofrimento e das formas de intervir nele contribui, de certo modo, para o estreitamento do horizonte ético e político e de nossas opções existenciais (Filho, 2010). O efeito sobre a relação com o sofrimento, ao que tudo indica, nos leva a observar que a experiência do mal-estar passa a ser considerada um obstáculo em uma cultura que exalta o hedonismo, o gozo pelo consumo e o imperativo de ser feliz. Trata-se de uma vivência de conflito e limite que não encontra lugar na cultura da felicidade. No lugar de produzir um sentido para a vivência do mal-estar, somos convocados a gerir com eficácia as emoções negativas, de modo a alcançar uma boa performance da felicidade. Ou seja, no lugar do mal-estar, a gestão emocional do bem-estar, o que Castel (1987, p. 14) denominou "gestão das fragilidades individuais".

Neste contexto, uma série de práticas que se pretendem terapêuticas aparecem prometendo solucionar a gestão das fragilidades individuais. São vendidas a preços nada módicos, com a distância de um clique nas vastas páginas patrocinadas do Instagram, diversas modalidades de *coaching* e *mentoring* para todos os tipos de questões da vida (dietas, exercícios, escolha profissional, cuidados maternos, vida emocional e por aí vai). Tais práticas seduzem por sua simplicidade e sua eficácia na gestão de quase tudo. É até recomendado que não se pense muito nas questões profundas que mobilizam nossas vulnerabilidades, pois assim a objetividade fica livre para se mirar no espelho da eficácia.

Com todo apelo pragmático para fazermos uma boa gestão do bem-estar, são o próprio lugar do sofrimento e, consequentemente, as modalidades de práticas terapêuticas de intervenção nele que também parecem se transformar por completo. Nesse tipo de intervenção, não há uma busca integral da experiência da vida da pessoa em sofrimento, o que pode ser bastante perigoso quando se procura atuar em dimensões psicológicas mais profundas. Esses tratamentos se anunciam sempre sob o estandarte do bem-estar e se consumam pela desarticulação de um complexo mais amplo da história pessoal e social do sujeito. O saber médico-psicológico se torna, de acordo com Castel (1987), instrumento de uma política de gestão das populações, mais do que um dispositivo de cuidado.

A gestão otimizada da felicidade e as técnicas de intervenção no sofrimento se tornaram um instrumento de governamentalidade — termo cunhado por Foucault (1979b) —, de tal maneira que o imperativo de ser feliz está alinhado à tarefa de tornar um ator social um ser autônomo no mercado: alguém independente, autocentrado, empreendedor, que procura obstinadamente realizar suas metas. Nessa busca não há espaço para o sofrimento, já que, como observa Binkley (2010, p. 85), "a felicidade é uma tecnologia do governo neoliberal".

Esse contexto resultaria numa crescente inflexão na responsabilidade dos indivíduos em administrar seus próprios interesses, sua segurança, suas preocupações e seus projetos de felicidade. A isso corresponderia a compreensão atual de que cada um é empresário de si mesmo, como se a própria sociedade fosse composta não de cidadãos, mas de unidades empresariais. Assim, o indivíduo é um consumidor e ainda um produtor de sua própria satisfação. Trata-se, como ressaltou Ehrenberg (2010), de uma ênfase na autonomia a serviço do culto da performance. Cada um passa a ser proprietário de si, e os limites e constrangimentos aos desejos individuais se tornam obsoletos frente ao direito de escolher o próprio estilo de vida e ser feliz.

MARIAMA FURTADO

Governamentalidade neoliberal: felicidade e gestão de si

A partir da segunda metade do século 20, a lógica da economia de mercado se intensificou, passando a dominar as relações econômicas das sociedades ocidentais. Em linhas gerais, a crise do capitalismo de 1929, causada pela abundância de produção, foi superada com uma inversão operada a partir da própria crise. Isto é, a crise do excesso de produção conduziu à formulação de uma nova lógica capitalista: o estímulo à demanda, realizado por meio de uma fantástica máquina de propaganda, que investiu na criação da necessidade de consumir. Resumidamente, o capitalismo centrado na produção saiu da crise se transformando em um novo capitalismo, centrado no consumo (Dufour, 2008).

Com efeito, as transformações no capitalismo anunciam uma virada no modelo keynesiano-fordista — que funcionava por meio do controle, da disciplina, do reforço e da repressão institucional — rumo a um processo gradativo de desregulamentação que passa a funcionar por meio da desinstitucionalização e da padronização de estilos de vida. Após a crise de 1929, o novo capitalismo emergente passou, assim, a ser regido pela lógica do mercado, requerendo a incitação de uma montagem que acredita em um sujeito capaz de se fundar a partir de si mesmo.

A aposta na autorregulação do mercado aplicada às subjetividades significa que haveria nos sujeitos, igualmente, uma faculdade autorregulatória, prescindindo, portanto, de qualquer mecanismo de regulação coletivo. Seria o mesmo que pensar um organismo que funda a si mesmo, sem relação com o campo no qual está inserido. Como se houvesse um "eu" sem "mundo". Com isso, o sujeito contemporâneo viveria sem restrições, como na lógica do mercado, contando com a flexibilidade e a capacidade de cada um para gerir a própria vida e ser administrador de si mesmo.

Nesse sentido, cabe ressaltar o conceito de governamentalidade tal como definido por Foucault (1979b), que pode nos ajudar a compreender o funcionamento desse modelo de "autogoverno". A governamentalidade representa uma forma de controle que se exerce na convergência entre as *microtecnologias* de poder (nas quais o indivíduo governa a si mesmo mediante práticas diárias de autoaperfeiçoamento, otimizando suas capacidades) e as *macrotecnologias* (estratégias por meio das quais os Estados ou autoridades sociais governam grupos, instituições e populações).

A governamentalidade, quando pensada em relação às tecnologias de poder no contexto das sociedades neoliberais contemporâneas, é exercida a partir de formas de controle que não operam através da restrição ou da limitação da liberdade, tampouco da coerção externa; operam, ao contrário, através da atribuição dos valores de liberdade e autonomia irrestritas. Aparentemente, apresentando-se como uma forma de governar menos, de exercer menos controle e limite, a liberdade concedida aos indivíduos sob o regime liberal é uma forma sutil e implícita de controle, que exerce efeitos específicos nas subjetividades liberadas (Deleuze, 1992). Assim, o liberalismo é o governo por meio da liberdade, de modo que os próprios indivíduos, acreditando-se livres, passam a governar a si mesmos, segundo uma lógica que é sutilmente imposta pela padronização de estilos de vida, valores, aquisições, padrões de normalidade, expectativas sociais.

Essa noção de governamentalidade abrange transformações mais amplas na estrutura da economia global e, como vimos anteriormente, na própria lógica capitalista do período conhecido como pós-fordismo. Nas palavras de Binkley (2010, p. 92), "o governo neoliberal é aquele que leva os indivíduos, através de restrições específicas do aparelho de suporte que definia o Estado de bem-estar social, a assumir responsabilidades específicas no governo de si mesmo". Nesse sentido, concordamos que reforçar o novo discurso da felicidade é impor uma lógica de governamentalidade, no sentido de que cada indivíduo passa a viver com o objetivo de se adaptar aos valores vigentes, que incluem a expansão da lógica empresarial para quase todos os domínios da vida, de modo que cada um busca o máximo de retorno em seus investimentos pessoais, adquire um espírito empreendedor e assume a responsabilidade de se tornar um gestor eficaz de si mesmo. E "gerir" significa eliminar o conflito e apagar seus efeitos em nome de um bom funcionamento e de maior eficácia. Mas, como diz Kundera (2011, p. 32), "não se arranca um espinho tão facilmente. Podemos controlar a dor, sufocá-la, fingir que não se pensa mais nela, mas essa simulação é um esforço".

Nesse sentido, analisando os efeitos dessa subjetividade liberada, Castel (1987) observa que, ao se encontrar sem confrontação, ela se torna um potencial psicológico que não encontra outro objetivo a não ser a instituição de uma espécie de narcisismo coletivo — argumento amplamente discutido também por Lasch (2006), em *La culture du narcissisme*.

O projeto de um mundo sem limites protagonizado pelo discurso neoliberal converge com o discurso das tecnociências quando estas nos oferecem a certeza de que todo obstáculo poderá ser superado tecnicamente. A flexibilidade e a adaptabilidade, portanto, passam a representar um imperativo geral que rege o funcionamento das máquinas, a propagação das informações, a circulação das mercadorias e o comportamento dos indivíduos. Boltanski e Chiapello (2009) as apontam como características principais do "novo espírito do capitalismo". No que diz respeito ao efeito nas subjetividades, parece claro que ao novo capitalismo deve corresponder um novo indivíduo flexível, sem amarras e, sobretudo, sem limites.

A figura do "empreendedor" aparece como o grande herói contemporâneo. E o exercício de "teatralização de si mesmo" (Ehrenberg, 2010) se consolida como uma prática na qual é muito importante tornar-se visível a todos. Nas palavras do autor, "a democratização do aparecer não está mais limitada ao confortável consumo da vida privada: ela invadiu a vida pública sob o viés de uma performance que impulsiona cada um a se singularizar, tornando-se si mesmo" (p. 11). Exemplo disto são as exposições nas redes sociais em busca de *likes*, de tal forma que é como se aquilo que não for visibilizado não tivesse existido: posto, logo existo.

O empreendedor de si mesmo é, então, esse indivíduo que deve gerir sua vida, num contexto que requer uma performance exigente, um semblante de jovialidade, uma exalação de felicidade. Na vida desse "gestor de si", não deve haver espaço para o sofrimento, a não ser a exortação de sua superação rápida e imediata. O que se espera de todos nós é a avidez da ação e a capacidade de superação. Assim, a norma da felicidade e do bem-estar não apenas ergue um indivíduo que cuida de si, de sua boa forma e seu estilo de vida numa sociedade que supervaloriza a juventude e a saúde, mas também enaltece o indivíduo que se supera e realiza conquistas sozinho, sem depender de redes de apoio comunitário, familiar ou institucional.

Para Ehrenberg (2010), essa norma produziria uma cultura na qual cada um se torna herói de si mesmo, numa súbita promoção da ação de empreender como valor e princípio, no domínio da vida privada e profissional, de tal maneira que a figura dos "vencedores", aqueles que exibem suas vitórias de forma espetacular, vira um modelo a seguir. Podemos buscar exemplos desse argumento no gênero literário contemporâneo, no qual percebemos uma proliferação de relatos autobiográficos que contam as vitórias e as superações dos empreendedores, daqueles que venceram na vida, superaram seus limites e se tornaram vitoriosos, numa narrativa que nos incita a ser cada vez mais eficazes, felizes e realizados profissionalmente.

O espetáculo se tornou nosso modo de vida e nossa visão de mundo. É, hoje, a forma como nos relacionamos uns com os outros e como o mundo ocidental capitalista se organiza. Tudo é permeado pelo espetáculo, sem deixar praticamente nada de fora. Não conseguimos mais viver sequer um jantar romântico ou uma festa íntima de família sem que alguém esteja registrando e postando tudo. Esse foi o horizonte que Guy Debord, ávido representante da enérgica geração contracultural, vislumbrou já em 1967 quando denunciou a primazia da sociedade do espetáculo (Debord, 1997).

Nessa cultura das aparências, do espetáculo e da visibilidade, parece não haver motivos para mergulhar na busca dos sentidos profundos escondidos dentro de si mesmo. Em lugar disso, tendências exibicionistas e performáticas alimentam as narrativas que são valorizadas, presentes não só nos livros de autoajuda, mas sobretudo nas redes sociais. Cada vez mais, é preciso aparecer para ser, pois tudo aquilo que permanece oculto, fora do campo da visibilidade, corre o risco de não ser visto por ninguém e, portanto, não existir.

Em meio ao crescente processo de globalização dos mercados, em uma sociedade altamente midiatizada, fascinada pela incitação à visibilidade e pelo império das celebridades do YouTube, percebe-se um deslocamento de uma subjetividade interiorizada em direção a novas formas de construção de si, orientadas para o olhar alheio, ou então exteriorizadas, não mais introspectivas ou intimistas (Sibilia, 2008). Estaríamos aqui diante de uma mutação na produção da subjetividade, no surgimento de outros modos de relação consigo mesmo, outros regimes de constituição do eu e outras formas de se relacionar com o sofrimento.

Os efeitos da técnica sobre o humano parecem fazer um convite a não mais buscar em si as respostas para o sofrimento, sendo possível encontrá-las no alívio ligeiro oferecido pelas intervenções biomédicas externas. A vida e o bem-estar assumem um lugar central no discurso médico, produzindo novos modos de viver e se relacionar com a dor. Diante de uma crescente biologização e medicalização, que hoje nos subjetiva, problemáticas outrora consideradas em seus aspectos sociais, culturais e psíquicos, que falavam dos conflitos do ser humano consigo mesmo e da angústia de viver, são tratadas como disfunções que podem, em grande número, ser corrigidas médica e tecnicamente.

O preço a ser pago por todas essas transformações não parece menos pesado do que aquele que costumava nos cobrar um limite. O "tudo poder" nos anuncia novos desafios e, com eles, novas modalidades de sofrimento. A sociedade contemporânea, ao contrário do que proclama, acaba se tornando uma espiral de ansiedade, depressão, carência de autoestima, dificuldade de viver. Ao mesmo tempo que as possibilidades de conforto material progridem, há o sentimento de que a vida se tornou difícil, caótica, pesada. A exaltação de uma euforia do bem-estar vem acompanhada da sensação de que não estamos vivendo e conquistando tudo o que deveríamos. Nas palavras de Lipovetsky (2007, p. 74),

> não é a leveza do ser que é insustentável, é, de maneira crescente, a insegurança do mundo liberal, o excesso dos possíveis, o peso do livre governo de si mesmo. Quanto mais há preocupação e responsabilidade consigo, mais se afirma a necessidade de leveza vazia, de relaxamento próximo ao "esforço zero", de despreocupação fútil.

Autônomo, o indivíduo contemporâneo se encontra intimado a mapear e corrigir os déficits de sua performance. Consequentemente, a felicidade e o bem-estar se tornam protagonistas no processo de constituição da subjetividade. Em tal contexto, caso o resultado esperado não seja alcançado, o peso da responsabilidade pode se tornar devastador. Tarefas como projetar o futuro, encontrar motivação, ser produtivo, eficiente, comunicar-se em entrevistas e ambientes sociais de maneira satisfatória são atividades muitas vezes experimentadas com um sofrimento peculiar ao imperativo da autonomia e da performance (Ehrenberg, 2010).

A depressão, uma das modalidades de sofrimento mais difundidas na contemporaneidade, pode ser uma marca flagrante da resistência do sujeito à economia de mercado. Kehl (2009) sinaliza que o aumento da incidência dos chamados distúrbios depressivos desde as três últimas décadas do século 20 indica que precisamos indagar o que as depressões têm a nos dizer. Para a autora, o sofrimento dos depressivos funciona "como sinal de alarme contra aquilo que faz água na grande nau da sociedade maníaca em que vivemos" (p. 31). E o fato de as simples manifestações de tristeza serem entendidas e medicadas como depressões graves só faz confirmar essa ideia. O imperativo da felicidade se faz tão presente que não há espaço para o sofrimento, e, quando ele aparece, deve ser medicado para que voltemos a "funcionar".

O indivíduo excessivamente medicado de hoje é um aspecto da "empresarização da vida", conforme sinaliza Ehrenberg (2010). A obsessão por vencer e o consumo de medicamentos psicotrópicos estão, a seu ver, intimamente ligados, pois uma cultura do empreendedorismo é, necessariamente, uma cultura da ansiedade, que é a sua sombra. As pílulas da felicidade são o recurso mais rápido para a reconstrução da felicidade exigida na norma do bem-estar. Elas possibilitam que o indivíduo se estimule ou se acalme para se manter competitivo e independente e para cumprir suas obrigações sociais.

Inseridos no dia a dia, os medicamentos psiquiátricos se transformaram em dispositivos de adaptação a um modo de vida no qual o bem-estar é uma norma que abrange tanto a saúde quanto o simples conforto. Diante disso, deparamos com novas questões relativas à dinâmica entre os polos do normal e do patológico, tendo em vista que as transformações analisadas anteriormente indicam que ser normal, hoje, é ser bem-sucedido, ter hábitos saudáveis e dar conta de se manter produtivo e feliz. Mais especificamente, ser normal e saudável adquiriu a forma da regulação e da gestão eficiente do sofrimento psíquico.

Como parte desse quadro, a medicina biotecnológica contemporânea atende ao chamado de garantir o bem-estar e a manutenção das performances individuais. Dá esperança, portanto, de realização desse pleno bem-estar, oferecendo meios para aperfeiçoar a existência e corrigir as deficiências emocionais, o que culminou na "medicalização da existência" e na medicamentalização do mal-estar (Ehrenberg, 1998; Gori, 2009). Para Roland Gori (2009), a medicalização da existência e a mercantilização das experiências da vida caminham juntas.

[ ]

4. A cultura do bem-estar e o ideal da saúde perfeita

Como vimos, a cultura do bem-estar atingiu seu ápice na sociedade de mercado, na qual surgiu também o discurso que valoriza a busca de um viver saudável ideal. Tal convergência — entre a sociedade de mercado e o ideal de um viver saudável — pode ser perfeitamente identificada quando a Organização Mundial da Saúde (OMS) passou a definir saúde como "um estado de completo bem-estar físico, mental e social, não consistindo somente na ausência de enfermidades ou de doença" (OMS, 1946). Desde então o conceito de saúde se transformou em um projeto de alcançar uma espécie de bem-estar pleno.

Embora ligado à problemática do bem-estar na cultura contemporânea, o ideal de alcançar um estado de saúde plena não responde sozinho às nossas indagações sobre a medicalização do sofrimento. As transformações no conceito de saúde, que conduzem à prática de uma medicina voltada para o bem-estar, fazem parte de um amplo e complexo contexto cultural, que buscamos analisar brevemente no capítulo anterior.

A partir das transformações assinaladas nos capítulos anteriores, é possível refletir sobre a emergência de um novo paradigma com relação à saúde. O que significa ser saudável hoje? De que maneira as possibilidades da medicina biotecnológica disponíveis atualmente participam da construção de um ideal de saúde perfeita e dos modos como lidamos com o sofrimento?

As transformações no conceito de saúde

> De onde vem que a saúde é tão contagiosa como a doença, isso de forma geral e particularmente em questão de gosto? Ou haverá epidemias de saúde?
>
> Friedrich Nietzsche, O viajante e sua sombra

O conceito de saúde inaugurado no projeto biomédico moderno dizia respeito ao funcionamento do organismo em conformidade com as constantes fisiológicas e a definição de seu padrão de normalidade. Nessa perspectiva, a saúde é definida como o oposto da doença, ou seja, um fenômeno que só é percebido quando sentimos sua ausência. Em decorrência desse modelo, compreende-se a doença como uma entidade biológica, materializada num corpo fisiológico. A biomedicina, nesse momento, carregava todo o imaginário científico que correspondia à racionalidade da época e ao acento dado pela mecânica clássica, de modo que o corpo era pensado como a metáfora de uma máquina que poderia ser analisada conhecendo-se o conjunto de suas peças. A doença, consequentemente, seria um mau funcionamento dos mecanismos biológicos (Camargo, 2005).

Tal concepção de saúde e de doença se estabeleceu como princípio fundamental da ciência médica moderna, desde o início do século 18 até o início do século 20. Entretanto, a partir de meados do século 20 vimos surgir, pouco a pouco, uma série de transformações que acabaram por promover mudanças importantes nessa visão. As transformações no campo da saúde apontam para a ampliação desse conceito, e as ciências humanas e sociais se mostraram empenhadas na tarefa de participar da redefinição de alguns consensos até então inabaláveis. As críticas ao modelo biomédico e à tendência reducionista das ciências ditas naturais a estreitar as possibilidades de compreensão do ser humano e dos fenômenos envolvidos no processo de adoecimento estão no cerne da construção de um conceito amplo de saúde.

Esse conceito foi introduzido pela OMS em sua já mencionada Constituição de 1946, que foi um dos marcos desse processo, e buscava integrar os determinantes sociais da doença nas ações políticas. Na tentativa de renovar o pensamento sanitário, propôs a incorporação de novos modelos de atenção, centrando-se na perspectiva do cuidado integral. Além disso, o conceito de um "estado de completo bem-estar..." refletia, de certa maneira, uma aspiração nascida dos movimentos sociais do pós-guerra. A saúde, nesse contexto, deveria expressar o direito a uma vida plena e sem privações (Scliar, 2007).

Outro importante marco de deslocamento conceitual e das práticas em saúde foi o surgimento, nos anos 1970, do campo que ficou conhecido como "promoção da saúde". Este consolidou a introdução de um conceito amplo de saúde, configurando-se numa política que busca formular ações sociais e econômicas que operem na redução dos riscos de adoecer.

A concepção biomédica do processo de adoecimento vinha recebendo críticas advindas de diversos campos de conhecimento, e a promoção da saúde emergiu incorporando tais críticas e introduzindo novas maneiras de pensar a saúde e a doença, o que configurou o discurso sanitário contemporâneo. A I Conferência Internacional sobre Promoção da Saúde, realizada em Ottawa, Canadá, em novembro de 1986, resultou na Carta de Ottawa (1986), documento oficial que representa, desde então, um marco de referência para o desenvolvimento das ideias de promoção da saúde em todo o mundo. A definição de saúde presente nesse documento estabelece que "a saúde é um conceito positivo, que enfatiza os recursos sociais e pessoais, bem como as capacidades físicas. Assim, a promoção da saúde não é responsabilidade exclusiva do setor saúde, e vai além de um estilo de vida saudável, na direção de um bem-estar global" (Opas, 1986).

O discurso sanitário contemporâneo, que se expressa tanto na definição da OMS quanto nas proposições do campo da promoção da saúde, amplia o conceito de saúde propondo que as condições fundamentais para esta são: paz, felicidade, alimentação e nutrição, renda, ecossistema estável, recursos sustentáveis, justiça social e equidade, boas condições de trabalho, oportunidades de educação ao longo de toda a vida, ambiente físico limpo, apoio social para famílias e indivíduos, moradia e saneamento. Assim, os hábitos esportivos, as práticas sexuais e as diversas outras atividades da vida social passaram a ser consideradas práticas de saúde. Portanto, a postura das pessoas em relação a atividades físicas, alimentação, cuidado com o corpo, lazer etc. faz parte de um estilo de vida considerado saudável. Trata-se verdadeiramente da instituição de uma "nova cultura da saúde".

Nessa nova concepção, mais do que não estar doente, ter saúde envolve ter uma vida com qualidade, o que inclui bem-estar físico, mental e social, presentes em sua máxima potência. As noções de felicidade, qualidade de vida e bem-estar passam a fazer parte do que significa "ser saudável", conduzindo, a nosso ver, a uma acentuada reverência a um estado de saúde perfeita, expressa já na definição inaugurada pela OMS e posteriormente assimilada e difundida pelo discurso da promoção da saúde (Furtado e Szapiro, 2012).

Essa notável virada conceitual na noção de saúde levou à instituição de novas práticas no campo das políticas de saúde, muitas delas promovendo importantes avanços, como é o caso das discussões sobre a integralidade em saúde (Mattos, 2004); contudo, tem nos conduzido, igualmente, a um contexto no qual a saúde é erigida como um valor supremo, aparecendo como uma busca incessante de indivíduos de todas as idades. Curar as doenças não basta; faz-se necessário prever o futuro, gerir as condutas de risco, dar provas de um comportamento saudável, cuidar do corpo etc.

Entretanto, não é possível compreender a complexidade que a ampliação do conceito de saúde abre para o campo social e político se não levamos em conta seu contexto de origem no pós-guerra, que almejava a criação de Estados fortes, provedores de direitos sociais plenos a seus cidadãos, dentre os quais estavam incluídos a saúde e o bem-estar. Os autores da Constituição da OMS, em 1946, não poderiam vislumbrar que esse contexto inaugural sofreria um contragolpe profundo, dado pelo neoliberalismo e pela sociedade de mercado, de tal modo que o "Estado forte" se tornaria um "Estado mínimo" e cada um passaria a ter que dar conta de si mesmo e de gerir sua própria saúde (Ramos, 2014). Em alguns países, como os Estados Unidos, a construção de sistemas públicos de saúde nem se consolidou. No Brasil, pelo contrário, o Sistema Único de Saúde (SUS) foi inaugurado após a Constituição Cidadã de 1988, mas sobrevive a duras penas aos ataques mercadológicos.

A partir dos anos 1980, o contexto político e econômico encontrou, no "conceito ampliado de saúde" da OMS, uma brecha perfeita para legitimar uma lógica centrada no mercado. Assim, conforme sinaliza Ramos (2014, p. 213), o capitalismo pós-industrial globalizado transformou a concepção da saúde como bem-estar físico, mental e social na ideia de que "ausência de saúde não é apenas presença de doença, mas também risco para uma doença futura". Será, então, na categorização sistemática desse mal-estar e desse risco que o Manual Diagnóstico, desde sua versão III, de 1980, vai se desenvolver abarcando as mais diversas formas de sofrimento existencial. Dessa maneira, a escolha por uma concepção ampla de saúde promove repercussões também na produção subjetiva contemporânea. O cuidado com a saúde passou a ser uma preocupação destacada na contemporaneidade: num acento expressivo quanto ao cuidado com o corpo e seu funcionamento otimizado, atravessa os diferentes segmentos sociais e estabelece, de passagem, novas formas de relação com a dor e o prazer, com a vida e a morte.

Podemos dizer que, nas sociedades atuais do mundo ocidental, a preocupação em ter uma vida saudável se tornou uma busca empenhada dos indivíduos ávidos por prolongar o estado de juventude, bem como um grande emblema das políticas de saúde em busca da melhoria da "qualidade de vida" da população. A preocupação do indivíduo contemporâneo com sua saúde não é, de forma alguma, casual. Ao contrário, resulta de uma série de transformações que ultrapassam a esfera subjetiva, ao mesmo tempo que a produzem. Na era da comunicação, de acordo com Sfez (1996, p. 49), a informação sobre os problemas de saúde circula entre as diferentes culturas, tendendo a homogeneizar as práticas particulares, e o discurso sanitário segue no sentido de se tornar universal, fazendo emergir aquilo que o autor nomeou de uma "nova utopia da saúde perfeita". Estamos hoje absorvidos pela ideia de promover nossa saúde, gerir os riscos de adoecer, cuidar do corpo, praticar esportes, administrar a ingestão de alimentos nutritivos e pouco calóricos, seguir as regras higiênicas para viver uma vida saudável, adaptar comportamentos que nos façam adquirir novos hábitos e nos levem a ter qualidade de vida, bem-estar e, por fim, felicidade. A ideia de "estilo de vida saudável" parece cada vez mais associada à garantia da saúde e à possibilidade de alcançar a felicidade.

Ser saudável se tornou, de fato, um modo de ser e viver. A própria noção de doença, que antes parecia demasiadamente restritiva e claramente circunscrita, é hoje nebulosa e confusa. Ao contrário de ser tomada como um evento excepcional que tem um começo e um fim, passou a ser vista como uma ameaça constante ao estado de saúde, demandando uma vigilância incessante. O inimigo a ser combatido passou a se localizar no aproximado espaço de nosso corpo enfermo, nossos genes. Ele está em toda parte, presente nas práticas de risco, nos hábitos de vida, no colesterol.

Edificou-se, portanto, uma nova cultura, que aposta no culto ao investimento em uma qualidade de vida que levaria a uma espécie de ideal de saúde perfeita. Esse ideal, por sua vez, se alimenta do projeto de felicidade e busca do bem-estar que somente o capitalismo de consumo conseguiu realizar em grande escala. As sociedades desenvolvidas acumulam um repertório de signos de prazer, felicidade e bem-estar. Como ironiza Lipovetsky (2007, p. 153), "nesse jardim das delícias, o bem-estar tornou-se Deus, o consumo, seu templo, o corpo, seu livro sagrado".

Querer ter saúde, evidentemente, não é um problema nem tampouco uma novidade, característica apenas das sociedades contemporâneas. Novo é o lugar que o discurso da promoção da saúde ocupa nas políticas e nas práticas de saúde. Novo é o discurso preventivo que impõe uma austera gestão dos riscos, que devem ser administrados individualmente, sendo, cada vez mais, responsabilidade do próprio indivíduo cuidar do seu bem-estar. Desse modo, num contexto em que a busca incansável pela saúde se torna um imperativo, nova é a crescente intolerância à dor, a patologização de experiências que antes eram consideradas parte da vida.

Essa acentuada reverência ao estado de saúde perfeito foi possível ainda devido à extraordinária ampliação do uso de tecnologias nas práticas médicas no decorrer do século 20. A medicina do século 21 participa da construção e da chegada de um ser humano que quer ser perfeito, com o corpo manipulado, construído por técnicas de simulação, que não quer envelhecer e morrer e que se anestesia com medicamentos reguladores do humor. Ou seja, é a emergência de um novo ser que pretende estar liberto da inexorabilidade da morte, cuja certeza até então marcava a precária existência humana.

Para Sfez (1996), se o ser humano um dia chegasse a atingir de fato a imortalidade, não precisaria mais de Deus, da moral nem de nenhuma outra narrativa transcendente que pudesse responder à pergunta sobre o sentido da vida. A "utopia da saúde perfeita" vem, portanto, fundar novas certezas em um mundo desprovido de referenciais. O fim das grandes narrativas seria o princípio e a condição da utopia da saúde perfeita, enquanto esta se torna o meio e a finalidade. Saúde para a vida, e viver para estar em boa saúde. O autor diz:

> Assistimos ao esgotamento dos mitos e de suas promessas. Perdemos essa ilusão e queremos voltar ao essencial, à substância de nossa vida. Nada mais básico do que o impulso de pedir ao tempo que pare, de buscar a eterna juventude. E aí entra a "saúde perfeita", impondo-se como o grande, único projeto mundial, [...] em protesto contra a fragilidade de nossa condição humana e social; contra o fracasso da história. (Sfez, 1996, p. 8-9)

Nesse mesmo sentido, Szapiro (2005) argumenta que a negação das referências simbólicas faz emergir um sujeito cuja vida passa a ser regulada e administrada a partir da centralidade dos aspectos biológicos. Em suas palavras, "a vida fica assim contida entre as recomendações e prescrições que anunciam o que pode estar ao alcance de todos: corpo e saúde perfeitos, ausência do sofrimento e da dor, negação da morte" (p. 26-27). Sem referências, esse sujeito adere de bom grado ao novo discurso da "saúde perfeita" e a todas as exigências e sacrifícios necessários para se atingir uma vida saudável.

O ideal da saúde perfeita tomou grande impulso no momento que, através das biotecnologias, o indivíduo se lançou no projeto de superação daqueles limites que até então marcavam a condição humana. Aceitar o corpo como ele é e a inexorabilidade do envelhecimento são hoje questões obsoletas no contexto das medicinas regenerativas, por exemplo, de modo que apagar as marcas faciais e a memória corporal do tempo é hoje, em certa medida, possível. Estamos diante da produção de um novo olhar sobre o envelhecimento e sobre a morte e, consequentemente, diante de um novo modo de definir o próprio significado do corpo.

Por tudo isso, precisamos buscar compreender os modos de intervenção sobre o corpo na atualidade como estratégias que o ser humano dispõe para lidar com o sofrimento e as marcas da sua finitude, graças aos recursos da medicina biotecnológica contemporânea. Cabe, então, analisar as consequências na condição humana do que podemos identificar como uma obstinada empreitada biotecnológica de manipulação do corpo e superação dos seus limites.

A verdade dos genes e a manipulação dos humores

> [...] *nesse espaço tão racionalmente organizado, balizado, traçado, calculado, medido, onde há lugar para a espontaneidade, para uma "loucura", onde está o delírio, onde está a cegueira do desejo* [...]?
>
> Milan Kundera, A lentidão

No final do século 18 e início do 19, a medicina moderna construiu um conceito de corpo entendido anatômica e fisiologicamente. A abertura dos cadáveres deu ao corpo uma espessura e profundidade que este não tinha até então. Sede das doenças, o corpo passou a ser investido médica e cientificamente, circunscrito e definido. Com o surgimento da medicina moderna, das práticas anatômicas e, mais tarde, das tecnologias de visualização, assistimos à redução da experiência do corpo subjetivo ao corpo objetivo, quantificável e fragmentado.

Com o advento da biologia molecular, a doença passou a estar inscrita também no código genético, e os estudos da medicina convergiram para o campo da genética. A causa de algumas doenças foi deslocada para lugares mais "invisíveis" e internos do corpo, de modo que a inscrição da doença no corpo ganhou dimensões profundas no contexto da medicina biotecnológica contemporânea. Penetramos o corpo para além da visualização anatômica e adentramos o espaço infinitamente pequeno dos genes, e hoje localizamos a doença no código genético. Assim, passou a ser possível avaliar os riscos e as probabilidades de acometimentos por doenças, além de preveni-las em gerações futuras, antes mesmo que tenham se manifestado, sem saber ao certo se de fato o fariam.

A partir de então, acentuou-se a importância dada ao corpo e aos fenômenos biológicos na descrição e explicação das condições físicas de saúde, mas também do comportamento social, dos processos psíquicos e subjetivos. A biologia molecular parece hoje englobar tudo, já que a "verdade" está em nossos genes — o suporte da vida.

A localização e a causa das doenças nos genes abriram um campo de reflexões importante, que merece ser analisado, uma vez que certos sofrimentos físicos passaram a ser compreendidos como defeitos biológicos. Nessa perspectiva, uma questão se abre quando a primazia da localização biológica é aplicada ao sofrimento psíquico: com a proliferação de discursos biologizantes sobre a mente na descrição e explicação dos processos psíquicos e subjetivos, observa-se uma tendência à naturalização de certas formas de sofrimento, que são, assim, retiradas do campo dos afetos.

Há um notável abandono do espaço interior, dos abismos da alma e conflitos psíquicos, e "aquilo que somos" passa a se estruturar em torno do corpo. Algo se transforma naquela "fadiga de ser si mesmo", como diz Ehrenberg (1998), nessa espécie de condenação existencial que nos obriga a ser quem somos, obedecendo a questões profundamente inscritas em uma interioridade quase insondável. Agora, os meandros da interiorização psicológica parecem pesar cada vez menos na definição do perfil de cada sujeito. A individualidade humana parece não mais emergir prioritariamente das definições inscritas nas profundezas de si. De modo crescente, os sinais estampados na exterioridade do corpo e em seu desempenho assumem a qualidade de indicar o que se é. E, por acaso, se alguém não estiver satisfeito com essa condição, simplesmente pode (e deve) mudá-la.

Na filosofia clássica, dualista, a dimensão do ser chamava-se "alma", e era distinta do corpo (aparência). Hoje, esse termo já não é muito usado em seu sentido filosófico, mas como metáfora, ou reduzido às especulações espiritualistas. Esse sentido de "alma" transmigrou e passou a habitar um lugar preciso. Mantendo seus traços de interioridade e segredo, a alma mudou de nome e de matéria: agora é composta pelos genes. Eles desempenham o papel dela e são nossa essência individuada. O que nos faz ser nós mesmos, o que rege o organismo, seu funcionamento e também as emoções e os comportamentos é a secreta reserva primordial da vida: a matéria-prima do tecido das células. Nas palavras de Sfez (1996), "tocar, transformar, agir sobre meus genes é então tocar, transformar e agir sobre meu ser individual, é manipular minha alma, aquilo que me faz eu".

Nesse novo contexto, o aspecto corporal assume valor fundamental: "mais do que um suporte para acolher um tesouro interior que devia ser auscultado por meio de complexas práticas introspectivas, o corpo se torna uma espécie de objeto de *design*" (Sibilia, 2008, p. 111). É preciso exibir na pele a personalidade e a saúde.

Constatamos uma produção de saberes que destacam certos desempenhos do corpo físico implicados no bem-estar orgânico e emocional. Esses saberes pretendem fornecer um repertório legítimo para o sofrimento humano, inscrevendo-se em um projeto de colonização do corpo pela técnica e de naturalização do psiquismo. Em outras palavras, com a promessa de mapear e corrigir o sofrimento, o conhecimento da materialidade corporal se constituiu como via de intervenção sobre a precariedade que compreende a própria condição humana.

Se a anatomia não é mais um destino incontornável para o conhecimento biomédico contemporâneo, a afetividade e os humores menos ainda. Assim, outra esfera de manipulação do corpo é, justamente, a produção farmacológica de si através de mudanças na economia dos humores, produzindo-se um sujeito que deve se situar num mundo que exige performance e cuja afetividade é guiada por um "imperativo de felicidade" (Freire Filho, 2010).

Hoje, o segredo para uma boa relação com o mundo parece residir na manipulação de uma molécula apropriada, a fim de retificar um organismo mal ajustado, interferindo no humor. Nas palavras de Le Breton (2003, p. 57), "melhor traçar um caminho bioquímico em si que enfrentar sem defesa a provação do mundo". O domínio químico e biológico da vida cotidiana tem se tornado comum com a extensão das técnicas de gestão do humor. Assim, a manipulação química por meio do uso de medicações psiquiátricas conduz o sujeito a uma vivência de si mesmo como uma espécie de prótese, ligada a um corpo em que ele programa os desempenhos afetivos de acordo com sua vontade. Enquanto se livrar do corpo permanece como um projeto futuro, a medicina biotecnológica auxilia na regulação da vida e do sofrimento através da manutenção bioquímica dos estados de humor.

A manipulação do corpo por meio da programação farmacológica de si oferece auxiliares técnicos para a existência. Nas palavras de Le Breton (2005, p. 66), "a fabricação bioquímica da interioridade que acopla o sujeito e a molécula apropriada faz do corpo o terminal de uma programação do humor, uma forma inédita do ciborgue, isto é, da aliança irredutível do homem e da técnica incorporada". Contudo, como alerta o autor, a gestão de si mediante o apelo à técnica não se traduz somente no uso de psicofármacos, mas se revela também em outras práticas sociais ligadas à manipulação do corpo, tais como o uso de vitaminas, fortificantes e anabolizantes, a remodelação do corpo, os regimes alimentares, os exercícios físicos tonificantes etc. Segundo ele, todas essas práticas testemunham um imaginário no qual o indivíduo se coloca diante de si como um "bioengenheiro" ocupado em gerir seu capital físico e afetivo, em corrigir os defeitos de sua "máquina corpórea", otimizando e explorando seus amplos recursos.

A convergência da problemática do corpo e da morte na discussão sobre o sofrimento se torna bastante clara no contexto contemporâneo, quando observamos a relação que estabelecemos com o corpo e o modo como o saber médico, com o auxílio das biotecnologias, tem se empenhado na busca de superação da morte. Tanto este quanto aquela nos revelam o projeto de uma sociedade da felicidade, livre da doença e do sofrimento. O ideal da saúde perfeita é uma marca da subjetividade contemporânea e parece compor a peça-chave para a realização desse projeto. Em outras palavras, aquilo que move o anseio por um corpo que não quer envelhecer e que, em última análise, não quer morrer parece ser o desejo de se obter uma vida plena, saudável e livre do sofrimento.

Estatuto da morte no discurso médico contemporâneo: ascensão da vida biológica

A ambígua luta travada "pelo" e "contra" o corpo, que acabamos de mencionar, revela o fundamento que a sustenta: o medo da morte. É o que aponta Le Breton (2003, p. 17), que também diz: "Corrigir o corpo, torná-lo uma mecânica, associá-lo à ideia da máquina ou acoplá-lo a ela é tentar escapar desse prazo, apagar a insustentável leveza do ser. O corpo é o lugar da morte do homem e, se queremos superar a morte, devemos descartar o corpo".

Toda essa maneira de conceber o corpo nos coloca diante de questionamentos sobre o próprio estatuto da morte no discurso médico contemporâneo. Sabemos que a consciência prospectiva da morte é o que delimita o espaço simbólico onde habita a cultura humana. A mortalidade do humano repousa, contudo, numa particularidade que é o fato de que a vida individual, uma *bios* com uma história singular identificável do nascimento à morte, emerge da vida biológica — de uma *zoé*. Isto é, o indivíduo experimenta uma morte biológica e uma morte simbólica, isso porque o nascimento e a morte de seres humanos não são simples ocorrências naturais, mas se referem a um mundo no qual aparecem sujeitos singulares, únicos (Arendt, 2008).

A principal característica da vida especificamente humana é que ela pode ser narrada como uma história e compor uma biografia — isso faz da vida humana uma *bios* não reduzida à pura *zoé*. A consciência da morte e o desejo de transcendê-la estão no fundamento da humanidade. A história das sociedades humanas, de acordo com Lafontaine (2004), pode ser descrita em linhas gerais como um apanhado de estratégias e tentativas de dar vida ao sonho da imortalidade. Não só a consciência da morte é um princípio antropológico universal mas também a condição da mortalidade se constitui como um fato social, de modo que há um sentido para a morte, que é social e coletivamente construído de uma geração a outra e em diferentes culturas. A diversidade de formas dadas ao sonho da imortalidade nos atravessa desde os tempos mais remotos; de maneira geral, a atitude diante da morte corresponde às variações na consciência de si e do outro, ou seja, no *status* conferido à individualidade (Lafontaine, 2004).

Quando os gregos definiram o ser humano como mortal, em contraposição aos deuses imortais, acabaram instituindo uma universalidade filosófica emblemática da condição humana: todos somos mortais. Esse universalismo primordial se inscreve num universo simbólico a partir do momento em que o indivíduo é convocado a transcender sua finitude por meio do pertencimento à pólis ou devido à realização de um ato heroico. Como analisa Ricoeur (2006), essa condição é constitutiva da democracia, no sentido de que "a política marca o esforço supremo do homem de se imortalizar" (p. 27, tradução nossa).

Hannah Arendt (2009) descreveu com profundidade as questões políticas e filosóficas do regime de imortalidade desenvolvido pelos gregos, mostrando que era a partir da ação heroica que os cidadãos gregos ascendiam a essa sonhada condição. Assim, aqueles capazes de feitos grandiosos eram merecedores de se tornar imortais, posto que estariam acima das coisas fúteis e, portanto, perecíveis. Imortalizar-se significava coabitar com as coisas que duram para sempre. E as coisas podem durar para além de sua materialidade. Havia, nesse momento, uma relação entre vida e morte, de tal maneira que a vida política (*bios*) se sobrepunha à vida meramente biológica (*zoé*), e a concepção de imortalidade se sustentava na memória coletiva (Arendt, 2009; Agamben, 1998). O período que se estende da era medieval até o início das Luzes produziu mudanças significativas nos regimes de imortalidade. Na era medieval, a ideia de vida e morte se curvava inteiramente à noção de vida eterna encarnada na figura de Cristo ressuscitado — sendo esta inserida não mais na mundanidade da pólis, mas no plano celeste divino. A partir das Luzes, a negação da morte em nome da vida emergiu como questão fundamental, devido a um conjunto de fatores, dentre eles o surgimento da medicina moderna. Porém, essa recusa da morte ainda estaria longe de atingir os contornos que caracterizam o mundo contemporâneo.

De modo progressivo, a morte perde seu estatuto de fatalidade, com a qual o ser humano teria inevitavelmente que lidar, e passa a ser encarada como um problema contra o qual se deve lutar com obstinação. A vontade de controlar a morte está plenamente de acordo com o culto ao progresso e o ideal de perfectibilidade humana perseguidos desde a modernidade.

Celine Lafontaine, em seu livro *La société postmortelle* (2004), problematiza o modo como a sociedade contemporânea banalizou e dessimbolizou a morte, e ainda como se lançou num projeto de combate a ela, de luta contra o envelhecimento a partir de discursos higiênicos de cuidado com a saúde. A autora lança reflexões sobre o modo como o anseio de acabar com a morte se tornou o objetivo principal da biopolítica contemporânea.

Segundo Lafontaine (2004), desde a era moderna a sociedade se transformou em um imenso campo de batalha biomédico. Intrinsecamente ligada ao esforço de superação e de negação da morte, a biopolítica atualmente é exercida através de dispositivos de controle, de prevenção, de promoção da saúde, resultando em um discurso terapêutico que se impõe na totalidade do viver nas sociedades dos nossos dias. A autora anuncia uma transformação em curso que, segundo ela, caracteriza uma mudança radical com relação ao estatuto da morte, o que provoca, em certo sentido, uma verdadeira mutação antropológica, cujo resultado final seria a configuração de uma "sociedade pós-mortal". Para Lafontaine (2004), a sociedade pós-mortal significa não o desaparecimento da morte como tal, mas sua negação, a rejeição de seu estatuto simbólico. A sociedade pós-mortal se funda, por um lado, sobre a negação da morte e, por outro, sobre a desconstrução biomédica da morte através dos recursos tecnocientíficos, que têm resultado em um prolongamento significativo da vida individual.

Como consequência da laicização do regime cristão de imortalidade, os indivíduos se viram diante da necessidade de encontrar um novo sentido para o elo entre a vida e a morte. Cabe então nos perguntarmos: O que sustenta o elo na tensão vida-morte nas sociedades contemporâneas? Resolvemos o problema do elo que liga vida e morte justamente acabando com a tensão? Buscamos superar a morte e sua tensão em relação à vida de um ponto de vista técnico? Se sim, de que modo pretendemos resolver tecnicamente o problema da morte?

Ao pensar a morte como um evento médico, como um domínio da biologia, apagando a troca simbólica, resolvemos o "problema" da morte de forma pragmática, a saber: recolocando a questão da morte não como uma pergunta ontológica, mas como uma resolução técnica. Assim, a dimensão clínica das práticas de saúde fundadas na anatomia patológica e organizadas em torno da ideia de corpo doente a partir da oposição entre vida e morte está sendo suplantada por um domínio que abandona o polo da morte como referência.

Dessa maneira, o objeto das novas formas de intervenção médica deixa de ser o corpo doente e passa a ser todas as ilimitadas formas de qualificação e potencialização da saúde. Com isso, ao mesmo tempo que se inaugura um novo campo médico, são estabelecidas novas relações entre vida e morte. Ressignificar a morte implica numa ressignificação da vida e, consequentemente, da condição humana.

Resolver a questão da morte retirando dela seu estatuto simbólico significa fazer da *bios* pura *zoé*. A ascensão da vida biológica como bem supremo já havia sido prenunciada por Arendt (2010). Segundo a autora, isso significou a vitória do *Animal laborans*, uma forma de vida que corresponde a um estreitamento dos horizontes éticos e políticos do indivíduo moderno, para o qual a felicidade é o maior bem, traduzido exclusivamente como saciedade e busca pelo conforto. A vitória do *animal laborans* é, para Arendt (2010), a hegemonia da condição natural de simples vivente sobre qualquer outra condição da existência humana, o domínio da *zoé* sobre a *bios*.

Desde que a medicina moderna iniciou sua empreitada de combate à morte, a busca pela imortalidade, que se dava na transmissão geracional, na memória coletiva, foi substituída por uma espécie de longevidade anônima e de uma busca pela vida biológica eterna. Segundo Arendt (2010), isso tem implicações extremas para a política e o mundo comum, que é seu espaço próprio. Para ela, não há lugar para a política onde não há uma dimensão da grandeza que transcenda o mero estar vivo e os deleites que isso envolve.

Os ideais da abundância, da vida confortável e do bem-estar pleno se sobrepõem aos outros. O perigo, de acordo com Arendt (2010, p. 167-168), "é que tal sociedade, deslumbrada pela abundância de sua crescente fertilidade e presa ao suave funcionamento de um processo interminável, já não seria capaz de reconhecer a sua própria futilidade". Segundo ela, essa redução à pura *zoé* é a morte da *bios*, portanto, um modo de vida apolítico.

Na perspectiva de Arendt (2010), tal declínio da política teria pavimentado o caminho para a dominação totalitária, mediante a promoção de um modo de vida radicalmente apolítico, o do trabalhador-consumidor. A autora insiste em indicar que o fenômeno totalitário traduz a morte da política, e que a facilidade com que se deu sua ascensão e instauração foi o sintoma mais evidente da fragilidade de uma política estruturada em torno do propósito de proteger a vida e do processo de acumulação de recursos para sua conservação, seu fomento e a ampliação do escopo de necessidades humanas. A seu ver, não se tratava de excesso de política, mas de falta desta.

Ao analisar as origens do totalitarismo, Arendt (2010) percebeu, nos campos de concentração, a redução da vida ao biológico, conclusão a que também chegou Agamben (1998) em seu estudo sobre o *Homo sacer* e a vida nua. O *Homo sacer* era aquele cuja morte não podia ser qualificada num quadro simbólico, nem mesmo no sacrifício (Agamben, 1998). No contexto dos campos de concentração, essa figura representava a ideia da vida indigna de ser vivida.

Estamos vivendo uma forma de totalitarismo da saúde, um imperativo de conquistar um bem-estar pleno.[3] Portanto, talvez possamos pensar que, nesse contexto, o esforço de alcançar esse objetivo e de apagar o sofrimento parece ser a marca da biopolítica contemporânea. Uma forma de regulamentação que se exerce a partir dos discursos que fundamentam nos genes as explicações para todas (ou quase todas) as experiências da vida humana, e que representam os relatos sobre a saúde e como alcançar mais felicidade. Ou seja, o sujeito passa a ser determinado essencialmente pelo paradigma biológico.

Encontramos hoje inúmeros exemplos de doenças, estados emocionais, propensões a comportamentos e relações explicados a partir da referência à localização do cérebro ou a determinações genéticas. As explicações para certas questões tendo por referência os genes,

---

3. A esse respeito, ver Gori (2009).

sem fazer qualquer alusão às questões sociais, não guarda a dimensão da *bios*.

Caberia pensar e discutir as implicações dessa sobrepujança da *zoé* sobre a *bios*. A crítica realizada por Ferraz (2010) a esse respeito compreende que, para de fato descrever e interpretar toda a esfera da experiência vivida a partir de localizações fisicalistas, teríamos que encontrar inscrições corporais para situações complexas e afetos ambíguos, tais como o ato de se despedir. Inevitavelmente, algo escaparia a tais explicações. Nas palavras do autor, "para poder se sustentar, a redução dos fenômenos vividos à materialidade do corpo teria de encontrar, em suma, 'moléculas de despedida', ou seja, teria de ontologizar a biologia" (Ferraz, 2010, p. 71).

Como resultado da promessa de um dia sermos capazes de eliminar a morte, definitivamente, do conjunto de nossas angústias existenciais, caberia perguntar: a vida eterna é desejável? Para que possamos almejar a vida eterna, é preciso que esse projeto seja acompanhado paralelamente de todo um investimento, já em curso, no sentido de promover uma sociedade livre do sofrimento. Sua aposta é em uma felicidade inesgotável, que vem sendo oferecida pelo que há disponível hoje, tanto no mercado de bens e consumo quanto na indústria farmacêutica.

A sociedade de mercado nos oferece todo tipo de pacotes de felicidade, desde o consumo de produtos (roupas, acessórios, carros etc.), passando pelo consumo de bem-estar e divertimento (viagens, boates, restaurantes, clínicas de estética, *spas* com ofurô e tardes de relaxamento etc.), até o consumo de psicotrópicos, que garantem a manutenção dos estados de humor e de uma boa performance. Tudo isso nos faz crer que é factível suprimir a experiência do sofrimento, para poder desejar essa vida para sempre.

Aquela imagem do "vampiro angustiado" por viver eternamente, presente nos contos, já não seria tão comum, posto que ele poderia tomar todas as fórmulas de antidepressivos e reguladores do humor para suportar o projeto de felicidade em uma sociedade que pretende eternizar o ser humano. Nessa alegoria, encontramos talvez uma boa ilustração para interrogar a condição do ser humano como ser finito e como ser que sofre, e analisar as transformações nessa condição diante dos projetos de imortalidade e felicidade que a medicina contemporânea nos oferece e que a técnica promete, em um futuro próximo, tornar possível.

[]

5. Patologização do sofrimento e gestão biotecnológica do bem-estar

A medicina, especialmente o campo da psiquiatria, tem participado da produção de patologias ligadas ao mal-estar psíquico e da elaboração de novas formas de busca pela felicidade, determinando as práticas a serem seguidas pelos indivíduos para que mantenham sua autoestima e autonomia. O bem-estar desponta como recurso estratégico para a otimização da saúde, da sociabilidade e da produtividade, cujo discurso tem sido amplamente difundido na era em que vivemos.

Como assinala Bezerra (2010), hoje a medicina se volta para o tema da qualidade de vida, pautada em medidas superlativas de bem--estar, ou seja, em uma ideia de se sentir mais que bem, que resultaria da eficácia na gestão da vida e do controle do sofrimento. O discurso da medicina antienvelhecimento é um exemplo disso.

Como vimos, a queda dos referenciais simbólicos — nos quais assentávamos as explicações e o sentido para a morte, o sofrimento e, enfim, a constituição do laço social — tem resultado num conjunto de efeitos que buscamos compreender. Sem um suporte simbólico a partir do qual a vida possa adquirir um sentido que ultrapasse a experiência imediata e fragmentada de momentos isolados de consumo, em que tipo de ancoragem pode se sustentar a contingência do sofrimento?

MARIAMA FURTADO

O mal-estar na cultura do DSM-5

Nos últimos 30 anos, a psiquiatria passou por transformações importantes, impulsionadas, conforme observa Bezerra (2010), por quatro fatores decisivos: 1) o surgimento dos primeiros psicofármacos nos anos 1950, inaugurando a chegada de tratamentos biológicos de ampla aplicação, que serviriam tanto para casos graves quanto agudos; 2) a implantação do *Manual diagnóstico e estatístico de transtornos mentais* (DSM-III) em 1980, que representou uma mudança de paradigma na classificação diagnóstica, simplificando sua aplicação e colocando de lado a influência da abordagem fenomenológica e psicodinâmica, até então consideradas os eixos norteadores do diagnóstico e da terapêutica; 3) o avanço no campo das neurociências, que ampliaram de maneira significativa o conhecimento sobre as bases biológicas da vida mental; 4) a expansão das áreas de atuação da prática médica para basicamente todo o espaço social e imaginário cultural, também como efeito das reformas manicomiais, com as quais esse espaço deixou de ser o lócus único da prática psiquiátrica. Hoje, mais pessoas procuram psiquiatras em seu consultório, enquanto há algumas décadas esses profissionais atuavam mais restritamente nos hospitais.

Compreendida como um conjunto de discursos e práticas historicamente constituídos, a psiquiatria retrata e ao mesmo tempo fabrica a dinâmica normativa do contexto sociocultural no qual se encontra, produzindo, no campo da subjetividade, dispositivos que regulam os modos de compreensão do sofrimento e as formas de agir sobre ele. Nesse aspecto, vale destacar que, desde os anos 1960, o movimento crítico com relação ao saber psiquiátrico sinalizava sua limitação para compreender o sofrimento psíquico, por partir de uma noção estreita quanto ao entendimento da loucura, centrando-se na doença e não no sujeito de sua experiência (Amarante, 1996).

A classificação de doenças mentais começou nos asilos, que, desde o final do século 18, com Pinel, foram o lugar privilegiado de intervenção na loucura. Até o fim do século passado, essas categorias nosográficas ainda eram aplicadas basicamente nos hospitais. Contudo, com o surgimento dos psicofármacos e do DSM-III, esse quadro foi sendo alterado de forma progressiva (Bezerra, 2010).[4]

As categorias, que antes eram complexas e herméticas, e cujos domínio e manejo eram para poucos, tornaram-se simples e amplamente difundidas. Hoje, as pessoas conhecem, falam e se autodiagnosticam com base nas informações midiáticas propagadas a esse respeito, em buscas na internet e nos demais meios de difusão. O vocabulário psiquiátrico se popularizou. Com isso, um número cada vez maior de pessoas passou a ter seu sofrimento descrito e tratado em termos médicos, como assinala Bezerra (2010).

O DSM-III foi lançado com o propósito de superar a fragmentação que se apresentava no campo psiquiátrico, criando um vocabulário único e universalmente aceito. Isso, sem dúvida, produziu efeitos complexos: um deles, conforme argumenta Bezerra (2010), foi que o modelo americano se tornou a fonte hegemônica e praticamente inquestionável da classificação de transtornos psiquiátricos. Desde então, assistimos a um significativo aumento do número de diagnósticos no campo da psiquiatria, que hoje abarcam quase todos os aspectos da vida, de modo que há um número cada vez maior de pessoas que se tornam potencialmente portadoras de algum transtorno.

Para se ter uma ideia, o DSM-II (1952/1968) catalogava um total de 182 categorias. Com o surgimento do DSM-III (1980), esse número subiu para 265 e depois para 292 no DSM-III-R (1987). Em 1994, foi lançado o DSM-IV, que alcançou 297 categorias. Em 2000, com o DSM-IV-TR, esse número foi para 374 (Bezerra, 2010). O aumento do número de diagnósticos a cada revisão do manual nos leva a refletir sobre a crescente medicalização de quase todas as experiências subjetivas,

---

4. O primeiro *Manual diagnóstico e estatístico de transtornos mentais* (em inglês, *Diagnostic and Statistic Manual of Mental Disorders*) data de 1952. Esse manual, atualmente em sua quinta versão, é uma publicação da American Psychiatric Association (APA).

com o consequente consentimento de sua regulação biotecnológica. A multiplicação dos estados considerados patológicos demonstra que a noção de normalidade se tornou ainda mais controversa e que praticamente todo desvio pode ser descrito como um transtorno.

A publicação da nova edição do DSM-5, em 2013, provocou inúmeras discussões acerca do caráter normativo de suas classificações, pautadas em uma crescente patologização do mal-estar subjetivo. Essa versão, que é a mais atual, contém 450 categorias. Não foi o maior aumento dos últimos tempos. Ao contrário, a grande virada foi mesmo na versão III, de 1980, quando houve um acréscimo de 112 categorias. Ou seja, esse é um movimento que vem sendo implementado de forma progressiva desde aquela década.

Se compararmos as versões do DSM de 1952 até o momento da publicação deste livro, constataremos um aumento de 270 categorias ao longo dos últimos 72 anos. E é provável que não pare por aqui. O psicanalista Gilson Iannini e o psiquiatra e psicanalista Antônio Teixeira, atualmente ambos professores da Universidade Federal de Minas Gerais (UFMG), usam de ironia para fazer uma predição sobre um possível DSM-XI. Dizem os pesquisadores que, até então, também estarão categorizadas síndromes ligadas ao trabalho, à religião, às artes e à política: "transtorno do déficit de produção" e "síndrome do cafezinho", que acometem funcionários públicos; "síndrome do invencionismo crônico", para artistas que criam coisas etéreas, abstratas e que não servem para nada; "transtorno egossintônico da personalidade narcísica", que acomete crianças que fantasiam ser princesas ou super-heróis; "síndrome da indefinição profissional", para os jovens; além das síndromes que acometem bebês e recém-nascidos: "síndrome do choro sem causa aparente detectável" e "síndrome da insônia precoce" (Iannini e Teixeira, 2013).

Em tom satírico, o que Iannini e Teixeira (2013) buscam é exibir criticamente aquilo que o DSM, em sua quinta versão, já não consegue mais ocultar: o caráter normativo de suas classificações sustentadas por um movimento crescente de patologização do mal-estar subjetivo. Os autores apresentam essa versão paródica do DSM com o objetivo de sinalizar o caráter autofágico de uma prática excessiva de avaliação classificatória.

Brincam, ainda, com a também irônica criação do "transtorno de compulsão classificatória", vulgarmente conhecida como Síndrome de Simão Bacamarte (em homenagem ao personagem homônimo de Machado de Assis), cujo delírio acomete pessoas que se arrogam o direito de definir o que é ou não científico em suas práticas classificatórias, com o adendo de que os classificadores não toleram ser, eles próprios, classificados. Seria um paradoxo inevitável, a tal ponto que a única saída parece ser aquela indicada por Machado de Assis em seu romance, quando o alienista se dá conta de que o louco é ele e então se interna, deixando todos os outros em paz para viverem suas contradições, seus desatinos, suas paixões.

Há, no contexto desse debate crítico, uma série de questões que estão longe de serem anedotas, dentre elas a hegemonia da Associação Americana de Psiquiatria (APA) na definição dos transtornos do comportamento, a tecnicização dos diagnósticos, a vida psíquica reduzida à neurobiologia, a normalização das condutas, o poder psiquiátrico, a medicalização da vida e, ainda, a questão bastante polêmica dos vínculos financeiros entre a produção de categorias psiquiátricas e as indústrias farmacêuticas.

É fato notável que hoje o sofrimento, o desânimo e as simples manifestações da dor de viver se tornaram intoleráveis em uma sociedade que aposta no bem-estar como meta. Entretanto, há várias experiências de sofrimento que não são vivenciadas necessariamente como doença, mas como conflitos naturais enfrentados em momentos de transformação e desenvolvimento. Ora, isso ocorre porque, em um contexto que exalta os valores ligados à eficiência, à produtividade, ao bem-estar e à felicidade, é de se imaginar que o sofrimento possa ser visto como uma patologia.

O novo manual diagnóstico, com sua surpreendente lista relativa a patologias sociais (problemas de relacionamento, rompimentos familiares, violência doméstica ou sexual, problemas profissionais, discriminação etc.), denota uma exclusão do lugar do sofrimento psíquico. A narrativa do sofrimento era justamente aquilo que tecia e ligava os assuntos da vida, fazendo dela uma história única e singular. Porém, o mal-estar tornou-se doença, subtraindo do sofrimento todo o seu sentido, toda a sua singularidade. Capturado e classificado como transtorno, deve apenas ser corrigido.

Não fosse por essa finalidade, que sentido haveria em catalogar os fenômenos psíquicos em termos de transtornos, excluindo de sua definição qualquer referência à vida social e afetiva de cada um?

Trata-se de uma pergunta cuja crítica é filosófica. Caso contrário, estaríamos reduzindo o questionamento a uma crítica técnica (funciona ou não funciona; é bom ou não), e não é esse o nosso objetivo. A pergunta é sobre qual é o problema ontológico que se abre nesse deslocamento do sentido do sofrimento. De que maneira esse deslocamento muda as categorias "interioridade" *versus* "exterioridade" e a concepção de um sujeito que sofre?

Farmacologização de si e evitação do contato

Da ampliação dos diagnósticos decorre a necessidade de procedimentos técnicos, em geral medicamentosos, que produzem um notável esvaziamento da importância da relação com o paciente, da escuta de sua palavra singular e da dimensão humana do sofrimento, reduzidos que estão às questões técnicas e às determinações biológicas absolutas.

Com o aprimoramento das drogas e demais biotecnologias aplicadas ao campo da saúde, a medicina parece se tornar cada vez mais capaz de apagar a dor física, bem como de controlar e normalizar os comportamentos e os estados afetivos. Desse modo, a ideia de que pessoas saudáveis também possam fazer uso delas ganhou o imaginário social, criando uma espécie de moral pragmática da melhor eficácia, na qual o consumo de medicamentos parece ligado a uma funcionalidade dos comportamentos. Os diagnósticos e os fármacos correspondentes parecem estar a serviço da economia da performance, distanciando-se do cuidado com o sofrimento em sua complexidade.

As estratégias de expansão da indústria farmacêutica merecem atenção especial porque tendem a influir no aumento do número de diagnósticos, difundindo uma versão patológica e medicalizável de todas as formas de inquietação e inadaptação à norma. A resolução farmacológica das tensões e da dor parece manifestar, ainda, a intolerância contemporânea a qualquer forma de desprazer e mal-estar. O discurso da medicina biotecnológica objetiva silenciar, corrigir o sofrimento, prometendo meios de fazer a dor física e psíquica desaparecerem.

Dessa maneira, a finalidade de uma parte considerável das drogas cujo consumo está em expansão no mercado não é auxiliar na luta do organismo contra doenças que ameaçam ou debilitam a saúde, mas ampliar a capacidade de desfrutar prazeres, aumentar a memória, evitar o sofrimento, sentir satisfação em ser quem somos e gozar da vida de forma ativa.

Como analisa Giannetti (2002), a tecnologia farmacêutica de drogas lícitas é o braço psiquiátrico do projeto iluminista-faustiano de conquista da felicidade por meio da crescente dominação da natureza pelo ser humano. Na luta pela felicidade, o indivíduo se deu conta de que o mundo natural podia ser transformado e submetido aos seus desígnios. Hoje, o caminho do paraíso está pavimentado de fórmulas, prescrições e bulas medicinais.

A ideia de alterar estados de consciência por meio da manipulação da química cerebral pode soar atual, mas esse sonho vem de longe. Não é de agora que se fantasia e se experimenta o uso de facilitadores químicos e soluções mágicas para vencer o desafio de afastar o sofrimento e ser feliz. A farmacologia humana remonta ao ambiente ancestral, e cada cultura guarda seu segredo.

A mais antiga língua escrita de que se tem registro — o idioma sumério praticado no sul da Mesopotâmia desde o terceiro milênio a.c. — continha um ideograma específico denotando a papoula, da qual se extrai o ópio, como "a planta da alegria" (Giannetti, 2002, p. 146). Outro exemplo nos é dado por Homero, que, em seu relato da *Odisseia* (Canto IV, versos 200-232), conta que Helena tinha o segredo de uma planta egípcia cuja infusão em vinho dissipava a melancolia e fazia esquecer todos os males.

Entretanto, o uso dessas substâncias sempre foi acompanhado de um efeito colateral. A esse respeito, Freud (1997) observou que a intervenção química na luta pela felicidade e no afastamento do sofrimento é considerada um benefício, a tal ponto que tanto indivíduos quanto povos lhe concederam um lugar permanente na economia de sua libido. Devemos a tais facilitadores químicos não só a produção imediata de prazer, mas também um grau altamente desejado de independência do mundo externo. Pois se sabe que, com o auxílio desses "amortecedores de preocupações", é possível, na maior parte das vezes, afastar-se da pressão da realidade e encontrar refúgio num mundo próprio. Porém, diz Freud (1997, p. 27), "sabe-se igualmente que é exatamente essa propriedade dos intoxicantes que determina o seu perigo e a capacidade de causar danos".

O argumento de Freud sinaliza sobre o perigo do excesso e dos efeitos de anestesiar todo tipo de dor, pois com essa apatia podemos perder a possibilidade de um encontro com outras formas de lidar com a experiência do mal-estar que talvez nos tragam respostas mais autênticas e inventivas. O "perigo" e o "dano" seriam, nesses termos, a própria dessensibilização.

Uma paciente que atendi durante muitos anos (na época, com 44 anos) certa vez me relatou algo bastante paradigmático a respeito do consumo de antidepressivo. Ela disse:

Eu fico competindo com o remédio o controle sobre meu comportamento. Tenho muito medo de precisar usar para sempre para conseguir me sentir bem comigo mesma e viver a vida. Ele me ajuda, mas é meu maior inimigo. Não consigo confiar nele, pois não sou eu que estou no controle sobre o que eu sinto. Com o remédio consigo administrar meus sentimentos, mas acontece que não sou eu quem sinto, é ele que sente por mim... É ele que vive por mim... Onde ele está eu não estou. Não sinto mais angústia, nem depressão... mas também não sinto nada... Estou fria, apática... como se nada me afetasse... Não sou carinhosa com meu marido como eu era, nem com meu filho... nem desejo de fazer sexo eu tenho, nem nada... eu não sinto nada, mas pelo menos também não sinto tristeza...

De certo modo, na busca por suprimir a infelicidade, suprime-se a própria capacidade de confrontá-la, integrando-a no sentido que cada um atribui à sua existência. Dessa forma, suprime-se também a capacidade de assimilar o vivido. Hoje, a experiência do sofrimento pode ser controlada medicamente, sem que para isso seja necessário mobilizar o organismo em busca de seus ajustamentos criativos. A medicalização da existência, nesse sentido, captura do sujeito a temporalidade necessária para o trabalho de elaboração que torna possível superar o sofrimento e construir novas referências, e até mesmo outras normas de vida, quem sabe mais compatíveis com o aqui e agora. Nas palavras de Perls, no livro *A abordagem gestáltica e a testemunha ocular da terapia* (2020, p. 37),

> embora a psiquiatria moderna trate as emoções como se fossem um acréscimo incômodo que tem que ser libertado, as emoções são a nossa própria vida. Podemos teorizar e interpretar as emoções de qualquer forma que queiramos. Mas isto é uma perda de tempo. Pois as emoções são a própria linguagem do organismo.

Perls (2020) explica que a sociedade moderna era sustentada por uma rigidez e regulada pelo princípio dos "deverias" e pelo puritanismo. Nas décadas precedentes, o ser humano viveu para o que era certo, o que deveria fazer, e isso fundou toda a estrutura do sujeito neurótico moderno. O puritanismo moderno se transformou em hedonismo contemporâneo. Passamos a viver do prazer, da brincadeira, da busca pela felicidade, de modo que as coisas e as relações só duram se forem agradáveis e não proporcionarem desprazer. Parece bom, a busca pelo prazer não é um problema em si, ao contrário. É seguramente melhor do que o puritanismo. Contudo, como vimos, o imperativo da felicidade é uma séria retirada da relação constitutiva com o mal-estar. Como diz Perls (2020, p. 133), "tornamo-nos fóbicos em relação à dor e ao sofrimento. Qualquer coisa que não seja alegre ou prazerosa é evitada. Assim, fugimos de qualquer frustração que possa ser dolorosa e tentamos diminuí-la. E o resultado é uma falta de crescimento".

Ao suprimir o conflito, suprime-se, ao mesmo tempo, a capacidade de confrontá-lo e integrá-lo ao sentido que cada um atribui à sua existência. Com isso, suprime-se também a capacidade de vivenciar de forma mais completa o processo de crescimento e reconhecimento das coisas boas da vida. Seria admitindo o conflito e entrando em contato com ele que nos tornaríamos conscientes de nossa condição e poderíamos criar soluções para nossas paralisias. Contato é emoção experienciada, afeto, significado, palavra sentida e compreendida com o corpo todo. Cuidar de si exige uma experiência temporal avessa à aceleração e à utilidade.

O recurso ao tratamento farmacológico como modo hegemônico de enfrentar as diversas manifestações da dor de viver tem se tornado alarmante. Os distúrbios infantis têm, nesse contexto, adquirido especial apelo e investimento. Hoje há todo um movimento de enquadramento psiquiátrico de comportamentos de crianças que, décadas atrás, seriam considerados simplesmente problemáticas próprias à infância e objeto de um trabalho de educação. Nesse contexto, em decorrência da centralidade que o discurso médico tem ocupado hoje nas sociabilidades, os pais são levados a medicar seus filhos para que se comportem de forma ajustada e produtiva. Muitas vezes, a opção por medicar as crianças segue a mesma lógica da correção do sofrimento, neste caso para ajustá-las às exigências da vida escolar e do meio social.

Hoje, a experiência do sofrimento, ao contrário de mobilizar certo esforço psíquico necessário para a elaboração e assimilação do vivido, pode ser controlada medicamente; ou, como diria Canguilhem (2002), sem que haja uma invenção criativa de outras normas de vida. Dar sentido à própria dor significa, de certo modo, admitir o conflito consigo mesmo. O que mudou parece ser o modo de lidar com a dor — seja ela física ou psíquica —, pois, num mundo da performance e da eficácia, como o nosso, não há sequer tempo para digerir a vida e viver o conflito. A norma do bem-estar pode produzir, com efeito, indivíduos incapazes de tolerar a falta, a dor, de criar estéticas para o vazio, de desfrutar a lentidão e dar sentido à dor contida no sofrimento (Kehl, 2008). Ao patologizar todas as formas de sofrimento, corremos o risco de perder um importante saber sobre a dor de viver.

Temporalidade e construção de sentido

> *O capitalismo é o senhor do tempo.*
> *Mas o tempo não é dinheiro.*
> *Isso é uma monstruosidade.*
> *O tempo é o tecido da nossa vida.*
>
> Antonio Candido

A ansiedade do tempo é um dos grandes paradoxos dos nossos dias. Há um hiato entre as conquistas da tecnologia no que tange a aceleração do tempo e a nossa experiência subjetiva do tempo. O paradoxo é que quanto mais rápidas as coisas se tornam, mais economizamos tempo e, ainda assim, mais temos a sensação de que não temos tempo para nada. Quanto mais tempo, menos tempo. E o vírus da pressa e da aceleração se tornou uma epidemia descontrolada. Vivemos uma sacralização do presente, um presente absoluto, autossuficiente, cada vez mais desligado do passado.

A medicalização do sofrimento seria um dos elementos pertencentes a esse novo quadro de "destemporalização". Ela produz uma amnésia e não um esquecimento. Ela nos rouba o tempo. A temporalidade é a marca da subjetividade, logo operação de si é tempo.

Esquecer, nesse sentido, não corresponde a uma atividade de simples anulação, apagamento e eliminação definitiva das lembranças.[5] Como diz Ferraz a propósito da concepção bergsoniana, "a memória nunca se apaga totalmente pela simples razão de que não está onde a procuram e rastreiam. Não diz respeito a um lugar, tampouco a circuitos neuronais, mas à espessura do tempo vivido, ao fluxo da duração, a certa relação vivida com a temporalidade" (2010, p. 141).

Os paradoxos da relação com o tempo também foram amplamente explorados por Nietzsche (2009). Para ele, esquecer, livrar-se do ressentimento e das marcas dolorosas requer uma atividade visceral, que supõe amplo empenho do estômago. Isto é, digerir. E digerir é um processo que ocorre no e com o tempo. Seu ritmo não se pauta em empreendimentos de gestão e controle racional, tampouco acompanha necessariamente o ritmo acelerado que vivemos.

Em uma cultura que não suporta perder tempo, é de se imaginar que o tempo necessário para a digestão das experiências de sofrimento não seja valorizado. Daí também o amplo apelo ao uso de medicamentos que "resolvem" (ou dão a ilusão de resolver) rapidamente o problema. O uso de medicamentos de forma indiscriminada

---

5. A esse respeito, remetemos à matéria de capa da revista *Superinteressante*, de janeiro de 2012: "Memória — Mude seu passado. Lembranças positivas são a chave para uma vida melhor. E a ciência já conhece as ferramentas para criá-las."

se apresenta como uma tentativa de "recuperar o tempo perdido" na vertiginosa era do tempo real e da falta de tempo generalizada. O recurso às tecnologias medicamentosas nos fornece uma correção do sofrimento no agora. Imediatamente, sem investimento na relação consigo mesmo, que requer outra relação com o tempo.

Os efeitos das transformações anunciadas não dizem respeito apenas a um deslocamento espacial (de dentro para fora), mas também a um deslocamento temporal (do passado para o presente). É assim que Sibilia (2008, p. 116) sustenta que o estatuto do passado, como outro embasamento crucial do eu moderno, também sofre abalos. Tanto o cultivo da interioridade psicológica como a reconstrução da biografia parecem perder importância na definição do que cada um é. Logo, para a autora, mudaram as regras de constituição do eu. Não se trata somente de um abatimento na contemplação introspectiva, mas também do fato de que o olhar retrospectivo tende a se perder, reduzindo seu valor outrora primordial na construção da própria vida como um relato.

Conforme Benjamin (1994), se já não valorizamos a história, a memória, então se perde o próprio lugar da narrativa, empobrecendo nossas experiências e, consequentemente, fragilizando o laço social, uma vez que eram as narrativas que teciam esse conjunto de experiências que, de alguma maneira, nos une aos demais. Portanto, saímos do lugar da narrativa e da troca de experiências para a bruma fragmentada do esquecimento, pois assistimos à emergência de "uma existência que se basta a si mesma" (Benjamin, 1994, p. 118).

Talvez o mais danoso efeito colateral da aceleração do tempo e do empobrecimento do olhar retrospectivo seja a criação de um mundo vazio de pensamento, o que provoca um distanciamento da relação do indivíduo consigo mesmo. Nas palavras de Lafontaine (2008, p. 202),

> lugar de dúvida, insegurança, obscuridade e memória, a interioridade poderá muito bem ser a única garantia que temos de uma au-

tonomia subjetiva enquanto fundação da alteridade, o que faz com que seja necessário preservar a qualquer preço as suas fronteiras, se quisermos manter nossa condição de ser histórico e político.

A *ascholia*[6] laboriosa e lucrativa, isto é, a falta de tempo livre, era aviltante para os gregos justamente porque comportava um "esquecimento de si", uma falta de tempo para o autoaprimoramento (Matos, 2012). O ocioso, ao contrário, como argumenta Novaes (2012), põe-se à escuta de si mesmo e do mundo que o cerca. O ocioso é, de certa maneira, um crítico da rigidez do saber especializado. Dessa forma, o reencontro "com o tempo perdido", à moda proustiana, significa aprender a estar consigo mesmo em uma temporalidade livre do *neg-ócio*.

Na cultura antiga grega, o *neg-ócio* era tão desvalorizado que, na maior parte das vezes, era delegado aos escravos. Negar o ócio seria, por assim dizer, estar escravizado, tendo que realizar tarefas que desligam o indivíduo do cuidado de si mesmo e das atividades do pensamento. Assim, pergunta Wolff (2012): "o que faz com que nossa civilização condene o ócio a ponto de transformá-lo em um vício chamado preguiça e que a civilização antiga exalte o ócio a ponto de torná-lo uma virtude chamada liberdade?".

Esse é o mesmo raciocínio de Matos (2012, p. 54), que afirma que "a percepção da mobilidade do tempo e da instabilidade do mundo revela os perigos que ameaçam a liberdade e a felicidade, levando os gregos à compreensão de que viver é sabedoria nos usos do tempo". Sendo assim, os gregos identificaram na *scholein* a forma de encontrar a felicidade e o bem viver. Sêneca escreve: "não corras em todos

---

6. Como explica Wolff (2012), *scholein*, em grego, significa aquilo que podemos fazer quando não temos nada para fazer, ou seja, o lazer. Em oposição, haveria a palavra *ascholia*, que designa o fato de sermos privados dessa liberdade e estarmos subjugados a uma tarefa que não pode deixar de ser feita. Transportada para o latim, *ascholia* corresponde à palavra *neg-otium*, ou a negação do *otium*, que nas línguas latinas modernas se tornará a palavra "negócio".

os sentidos e não perturbes teu repouso à força de mudar de lugar. Tal agitação é uma doença: a primeira prova de uma inteligência ordenada é, do meu ponto de vista, poder parar e aquietar-se consigo mesmo. Não se está em nenhum lugar quando se está em todos" (*apud* Novaes, 2012, p. 13).

Nesse sentido, seria na vida meditativa que o indivíduo se tornaria consciente de sua condição e criaria soluções para seus conflitos. Cuidar de si, segundo esse pensamento, exige uma experiência temporal avessa à aceleração e à utilidade. Assim, eleger a quietude, o silêncio e a paciência como atitude diante do tempo permitirá que nos aprofundemos indefinidamente na "aura" das coisas. Diz Benjamin (1994, p. 170):

> Observar, em repouso, numa tarde de verão, uma cadeia de montanhas no horizonte, ou um galho, que projeta sua sombra sobre nós significa respirar a aura dessas montanhas, desse galho. Graças a essa definição, é fácil identificar os fatores sociais específicos que condicionam o declínio atual da aura. Ele deriva de duas circunstâncias, estreitamente ligadas à crescente difusão e intensidade dos movimentos de massa.

A cultura de massa própria do capitalismo é avessa à desaceleração do tempo, uma vez que enaltece a inovação e o movimento constante e deles se alimenta. O tempo lento é, nesse sentido, insolente, e não indolente. Desfrutar de um tempo lento, necessário para a elaboração das experiências e para uma relação com o sofrimento que as considere, é um convite a ser um *flâneur* que perambula dentro de si mesmo, encontrando nas esquinas de si, em seus contornos e suas estradas, um sentido para a própria vida; a apreciar as ruas que habitam dentro de nós e nos levam aos caminhos de nossa história.

É raro, hoje, que nos entreguemos ao tempo lento do pensamento. O indivíduo se submete voluntariamente a um tempo que já não é o da existência, de suas vontades, seus desejos e seu corpo, mas sim o da continuidade da produção, do lucro, do consumo. Tudo isso é fundado na disciplina, no senso de organização e na eficácia, e produz, simultaneamente, um entusiasmo econômico e consumista, dada a multiplicação do desejo por objetos não naturais e não necessários. Assim, pretendemos que tudo seja previsto e controlado, algo que Nietzsche já havia anunciado em sua época, quando afirmou que

> o trabalho usa a força nervosa em proporções extraordinárias e a subtrai à reflexão, à meditação, aos sonhos, aos desejos, ao amor e ao ódio, coloca sempre diante dos olhos um objetivo mesquinho e assegura satisfações fáceis e regulares. Assim, uma sociedade em que se trabalha duramente terá maior segurança: e é a segurança que hoje se adora como divindade suprema. (2008a, p. 164)

Dê tempo ao trabalhador, diz Nietzsche (2008), que ele se entregará ao ócio, à reflexão, aos sonhos e desejos. A pergunta é se hoje somos capazes de desejar esse tempo de entrega ao ócio e à reflexão sobre nós mesmos e o mundo, ou se já estamos habituados a ocupar todo o nosso tempo com atividades que nos tiram de nós mesmos, demasiadamente anestesiados com as opções de entretenimento e, por fim, deslumbrados com as cores reluzentes da sociedade do consumo que prometem bem-estar, conforto e segurança.

Enfim, será que sucumbimos e nos tornamos os "últimos homens" nietzscheanos, já sem nenhuma aspiração na vida, a não ser um "lamentável conforto"? Tudo já está preparado, fabricado, artificial. Para Nietzsche (2011), ao contrário, é preciso carregar algum caos dentro de si, pois só assim o sujeito seria capaz de criar valores novos e "dar luz a uma estrela bailarina".

No entanto, seu profeta prevê:

O que vem é a época do homem mais desprezível entre todos, que nem poderá mais desprezar a si mesmo. [...] A terra tornar-se-á exígua, e, sobre ela, veremos saltitar o último homem que tudo amesquinhará. [...] Eles abandonarão as comarcas onde a vida for dura [...]. Adoecer, ter desconfiança, parecer-lhes-ão pecados; andarão com cautela. [...] Nenhum pastor, e um só rebanho! Todos quererão o mesmo, todos serão iguais; e quem pensar diferentemente entrará voluntariamente num manicômio. [...] Ter-se-á seu prazerzinho do dia, e o seu prazerzinho da noite; mas reverenciará a saúde.

— Descobrimos a felicidade — dirão os últimos homens, piscando os olhos. (Nietzsche, 2011, p. 19-20)

Foi o que disse Zaratustra... Estava certo? Seria essa a nossa condição hoje?

Desasossego e transgressões na sociedade do cansaço: ansiedade e depressão

Com base no que discutimos nas seções anteriores, podemos refletir sobre as compreensões do sofrimento psíquico na atualidade, a fim de analisar as expressões da depressão e da ansiedade como sintomas preponderantes na clínica contemporânea. Por fim, caberia pensar formas de resistir ao desencanto e à apatia que nos roubam a energia (no caso da depressão) e à aflição paralisante que nos palpita sem movimento (no caso da ansiedade). O que está em jogo tanto em um quanto no outro é a nossa condição sensível, ou seja, nossa capacidade de figurar os afetos, de sustentar o contato com as emoções: condição para a *awareness* e para a ação no mundo (Perls, 1977).

E por que estamos recebendo tantos diagnósticos de depressão ou ansiedade?

Entendemos que grande parte dos sofrimentos que têm sido queixas frequentes em nosso tempo, tais como depressão e ansiedade, têm forte relação com as demandas e expectativas da sociedade contemporânea, das quais falamos anteriormente, como a necessidade de eficiência, a pressa, a urgência, o individualismo (que chamaremos aqui de desengajamento), a busca incessante pelo prazer — demandas e expectativas essas que resultam em uma incapacidade de lidar com a frustração.

Alain Ehrenberg (2010) explica que a depressão traduz a pessoa que está esgotada do esforço de ter que ser ela mesma. É uma expressão patológica do fracasso de ter que sustentar a própria existência a partir das exigências que lhe são feitas sobre seu existir. O que Byung-Chul Han (2017) acrescenta a essa análise é que a depressão também é resultado da carência de vínculos, característica da crescente fragmentação e autonomização presentes na cultura contemporânea. Para o autor, a depressão é resultado inerente de uma sociedade que pressiona pelo desempenho e nos leva ao cansaço. Ele diz:

> A lamúria do indivíduo depressivo de que *nada é possível* só se torna possível numa sociedade que crê que *nada é impossível*. Não-mais-poder-poder leva a uma autoacusação destrutiva e a uma autoagressão. O sujeito de desempenho encontra-se em guerra consigo mesmo. O depressivo é o inválido dessa guerra internalizada. (Han, 2017, p. 29)

A existência de um desengajamento influencia, de maneira profunda, as formas de sentir e até mesmo a própria capacidade de sentir. Se não estamos implicados uns com os outros e consigo mesmo em uma atitude de respeito e acolhimento, é a nossa própria capacidade de sentir que fica prejudicada. Se não olho para o outro, não sou afetado pelo mundo. Se não olho para mim mesmo, não contato minhas emoções e afetos. E, assim, caminhamos num movimento de profunda dessensibilização e deflexão: ou seja, sentindo de menos e falando demais. Falamos nas redes, falamos uns com os outros, mas pouco nos ouvimos. Além de dessensibilizados e deflexivos, parece que também alcançamos uma proliferação de egotistas (Ribeiro, 2021). Contato é silenciar a mente e presentificar os afetos, as sensações. O silêncio e a qualidade do tempo presente têm sido insidiosamente atropelados pela velocidade do amanhã e pelo falatório de palavras esvaziadas de sentido.

Frederick Perls, no livro *A abordagem gestáltica e a testemunha ocular da terapia*, tematizou essa descentralização dos afetos e a falta de crescimento resultante da dessensibilização:

> Quando falo de uma prontidão para ir ao encontro do desagradável, certamente não estou falando de uma educação para o masoquismo; pelo contrário, o masoquista é uma pessoa que tem medo da dor e se treina para tolerá-la. Falo do sofrimento que acompanha o crescimento. Falo de encarar honestamente as situações desagradáveis. (Perls, 2020, p. 132)

No *Livro do desassossego*, de Fernando Pessoa, que serve de inspiração para o título desta seção, o autor trata de forma bastante irônica essa pretensa felicidade desengajada de afeto:

> Irrita-me a felicidade de todos estes homens que não sabem que são infelizes. A sua vida humana é cheia de tudo quanto constituiria uma série de angústias para uma sensibilidade verdadeira. Mas, como a sua verdadeira vida é vegetativa, o que sofrem passa por eles sem lhes tocar na alma, e vivem uma vida que se pode comparar somente à de um homem com dor de dentes que houvesse recebido uma fortuna — a fortuna autêntica de estar vivendo sem dar por isso, o maior dom que os deuses concedem,

porque é o dom de lhes ser semelhante, superior como eles (ainda que de outro modo) à alegria e à dor.
Por isto, contudo, os amo a todos. Os meus queridos vegetais! (Pessoa, 2007, p. 60)

Estamos falando, portanto, do declínio dos sentimentos, da dificuldade e mesmo da relativa incapacidade de experimentar sentimentos nas formas extremas de individualismo encontradas nas sociedades narcisistas e autocentradas, feito aquelas em que vivemos hoje. Sem sentir, nós nos assemelhamos, de forma provocativa, aos vegetais... ou, mais especificamente, a zumbis errantes.

Essa sociedade nos leva ao cansaço, conforme analisou Han (2017), por nos convocar a ser sempre potentes, competitivos. Somos também culpados quando fracassamos. A autoestima só consegue se manter diante da satisfação, jamais diante das dificuldades inerentes ao processo de conquista. A frustração convoca o sentimento de profunda impotência e humilhação. Não conquistar os objetivos de sucesso é vivenciado como uma perda de si mesmo, como se fôssemos aquilo que temos e conquistamos na carreira, na vida material, e por aí vai. Temos, portanto, o solo fértil para a experiência depressiva: culpa, humilhação, impotência e perda.

Lutar para tentar viver uma vida de sucesso e então fracassar levam a sentimentos de culpa e autocrítica. Assim, o corpo-*self* reage a esse ataque como se fosse um ataque verdadeiro, ativando o sistema organísmico de tal forma que a pessoa fica em um estado de extrema excitação, buscando a ameaça que nem existe de fato (que seria a ansiedade), ou segue o movimento de encerrar a excitação e se deslocar para um estado de apatia deprimida. Em ambos os casos, o que vemos é uma evitação do sentir.

O paciente depressivo descreve um mundo nebuloso e escuro, no qual tem muita dificuldade para encontrar uma direção. Diz que não tem perspectiva de futuro, que sua vida não tem sentido. Lamenta sua impotência, sua incapacidade de se satisfazer com o que quer que seja. A depressão, porém, pode ser vista como uma forma de o organismo reagir às pressões do campo. Talvez não estejamos suportando o excesso de estímulos, informações e demandas. O indivíduo se desestabiliza devido às inúmeras sensações que emergem durante as experiências que se apresentam nas relações vividas nesse campo. A experiência da pessoa deprimida é de angústia e mesmo de vazio, mas na maioria das vezes ela não está consciente do que foi mobilizado em seu mundo interno. O estado de depressão vem como bloqueio, que ajuda o indivíduo a se distanciar das solicitações do campo e aliviar a angústia. Dito de outra maneira, a depressão "ajuda" a não sentir nada. Ao contrário do que se pensa, a depressão não é tristeza. Se há tristeza, há afeto. A depressão é um retraimento do fluxo de formação de figura, de necessidade, algo que coloca o sujeito no não desejo, no nada, na não figura de necessidade, daí o deprimido não querer nada. "Eu queria querer", me disse certa vez meu paciente deprimido.

A excitação nasce com a emergência de toda figura e tende a se confundir com o objeto do contato, é a evidência do campo organismo-ambiente. Essa excitação se mantém e cresce ao longo da sequência de contato, mas, por razões diferentes, ela pode ser inibida, ou mesmo bloqueada, e isso constitui a angústia. A angústia é, portanto, a manifestação de uma excitação bloqueada, resultado da interrupção da excitação do crescimento criativo (Perls, 1977).

A ansiedade, por sua vez, teria a função de impedir essa emergência da excitação. Portanto, ela é a própria evitação da formação de uma figura. A ansiedade não permite que a sensação se torne afeto. Quando não seguimos com o contato, impedimos a passagem do fisiológico para o psicológico, da sensação para o sentimento. A ansiedade fica apenas com a sensação (tanto que aparecem muitos sintomas físicos), sem a emergência do sentimento que estava na base da excitação inaugural (Robine, 2006).

De tanto evitar o engajamento com os afetos, de tanto tentar manter o controle sobre as emoções, talvez por achar que isso nos fará produzir mais e atravessar melhor as dores do mundo, acabamos nos tornando uma sociedade do cansaço: deprimidos ou ansiosos. Para que haja emoção, é necessário que a excitação seja aceita e o ambiente, confrontado. A expressão *ex movere*, em latim, significa "deslocar-se para o exterior", e deu origem à palavra "emoção" em português. Emoção é um tipo de choque produzido pelo encontro do estado do organismo com o estado do ambiente, o conhecimento imediato e integrador de uma relação entre o organismo e o ambiente. Portanto, se não há engajamento na relação com o ambiente, não é possível ter emoção. Não é possível sentir. E isso é muito perigoso, não só do ponto de vista da subjetividade, como também do laço social, pois um mundo que não sente é o mundo da perversão (algo próximo ao que vivemos quando certo presidente disse que não era coveiro e imitou pessoas sem ar durante a tragédia da pandemia de covid-19, entre os anos 2020 e 2022).

Em nossa cultura, dado o medo do sofrimento, cada vez mais pessoas preferem se anestesiar (*an-estesia*: não percepção, contato empobrecido, sem estética) a buscar em si e em seu ambiente os suportes para a coragem de ser, de sentir e de renovar-se. Considerando que grande parte dos sofrimentos que observamos no contemporâneo surge de demandas próprias dos tempos que vivemos, do cansaço que nos atravessa, como encontrar resistências se atuamos reforçando essas demandas e sucumbindo a elas? Quais são as nossas formas de transgredir?

Acredito que manter nossa condição sensível é uma forma de resistência em tempos de ódio, desesperança e dessensibilização. O desassossego é revolucionário. Resistir, nos dias que correm, é seguir inventando mundos mais fundos, com profundezas nas quais caibam nossas delicadezas. Seguir admirando a poesia, rindo alto com alegria, fazendo roda de samba, passeando descalços em nossas florestas verdes, desfrutando dos encantos paradisíacos onde repousamos o tempo e bebemos o fim de tarde. A balbúrdia é nosso abrigo para a dor das queimadas. Ao flanar em um tempo sem objetivos, nos tornamos mais úteis na construção de nossas humanidades, pois, de acordo com João do Rio (2008), "flanar é perambular com inteligência, nada como o inútil para ser artístico". Afinal, os arautos da violência e da desumanização não suportam a capacidade que temos de ser artísticos. Precisamos preservar um mundo no qual caiba a grandeza de nossas infâncias e todas as suas formas de rir das miudezas, um mundo capaz de abrigar mais Manoéis de Barros. Enquanto isso, que possamos seguir acreditando que ainda é possível lutar como Marielles, nem que para isso tenhamos que resistir bacuraumente.

[]

Considerações finais

Todo final de pesquisa é arbitrário. Escolhi parar por aqui. Foi mesmo um ato de pura arbitrariedade. Poderia ter continuado, ter explorado de outra maneira. Sempre é possível ir mais além, mais fundo, trazer outros autores, outras perspectivas. Mas decidi parar por aqui e assim. Simplesmente porque, em algum momento, é preciso decidir que concluímos. Uma ilusão necessária. Imperativa. E também uma demanda objetiva. Prazos, datas, entregas, publicação e tudo mais que o mundo contemporâneo, de que tanto falamos, nos exige.

A vontade imediata era de parar e descansar um pouco. O desejo mais profundo é de logo levantar e continuar essa caminhada sem fim. Mas, sim, as pausas também são necessárias. Ajustam, ajudam a rever o caminho. Enfim, pausaremos aqui para avaliar o que foi feito até então, o que acumulamos, por onde passeamos. Que respostas encontramos? Que perguntas ainda se sustentam? Que novos olhares são possíveis daqui para frente?

Uma reflexão de natureza filosófica não proclama necessariamente encerrar uma discussão, nem apontar o caminho para salvações. Ela planta, antes de tudo, a semente da pergunta, da dúvida, da interrogação. É um incômodo, e não uma solução.

Um tom de interrogação e de problematização, sem dúvida, fez parte da nossa escolha para este livro, tal como foi desenvolvido. A postura crítica aqui assumida, cabe ressaltar, não resulta de alguma espécie de nostalgia em pensar que o mundo de hoje é pior do que outrora. Todavia considero, como autora da contemporaneidade, no sentido empregado por Agamben (2009), que nos cabe interrogar sobre a produção dos novos modos de ser e sentir que se tornam hoje hegemônicos e que parecem construir um mundo que convida a um estreitamento cada vez maior das fronteiras dos "normais", abrindo mão da singularidade de que é feito o humano.

Levantamos aqui um conjunto de interrogações, sabendo, desde o início, que não pretendíamos obter respostas definitivas. E que, além disso, no final, muitas dessas interrogações nos instigariam a percorrer novos caminhos. Assim, a única certeza inabalável com a qual nos despedimos deste livro é a de que é preciso prosseguir. Queremos, sem dúvida, seguir pensando e olhando com mirada atenta para isso que somos e para o que estamos nos tornando. A "ontologia do presente", requisitada por Foucault, carrega a sina perpétua de se autointerrogar indefinidamente. Por interrogar o presente, não deixamos jamais de nos colocar perguntas novas. É assim que as escolhas teóricas que nos sustentaram ao longo deste livro não nos permitiriam — sob o risco de cometer um contrassenso — almejar respostas definitivas e/ou conclusivas. Tomamos estas considerações finais não como encerramento, mas, de certo modo, como abertura. Um clarão que lança luzes onde temos sombras e que tropeça nos pontos cegos, sendo estes justamente as dificuldades de se olhar para o próprio tempo em que vivemos.

Nietzsche, em sua obra *Da utilidade e do inconveniente da história para a vida*, nos convoca a interrogar o que há de inconveniente justamente naquilo de que uma sociedade mais se orgulha, ali onde consideramos que moram nossas maiores vitórias e conquistas. De acordo com o autor, "somente aquele que uma angústia do presente o tortura e que, a qualquer custo, quer se desembaraçar de seu fardo, somente esse sente necessidade de uma história crítica [...]" (2008b, p. 39).

O LUGAR DO SOFRIMENTO NA CULTURA CONTEMPORÂNEA

Assim, o contemporâneo não se deixa cegar pelas luzes e pelos brilhos de sua época e consegue entrever o "inconveniente" ou a "sombra" íntima de sua obscuridade. Nas palavras de Agamben (2009, p. 65), "por isso os contemporâneos são raros. E por isso ser contemporâneo é, antes de tudo, uma questão de coragem: porque significa ser capaz não apenas de manter fixo o olhar no escuro da época, mas também de perceber nesse escuro uma luz que, dirigida para nós, distancia-se infinitamente de nós". Nessa perspectiva, aqueles que aderem demasiadamente a seu tempo se tornam cegos diante das transformações que lhes são próprias. Ser contemporâneo é estar no tempo e fora dele ao mesmo tempo. É ser capaz de olhar "de fora" quando se está dentro.

Foi na tentativa de corresponder a essa exigência de olhar o presente "no" e "fora" do nosso tempo que pautamos o esforço e o propósito deste livro. Isto é, sustentamos um desejo de interrogar o presente a fim compreender onde moram as luzes e as sombras dos discursos que atualmente nos atravessam sobre a saúde, sobre a psiquiatria, sobre os modos de lidar com o sofrimento, de encarar a morte, de cuidar do corpo, de prolongar a vida, de evitar o sentir.

Neste livro, interrogamos sobre o lugar da experiência do sofrimento na contemporaneidade. Discutimos também, inevitavelmente, a questão humana da busca pela felicidade. Abordar a busca da felicidade significa, antes de tudo, refletir sobre o que é importante na vida. De acordo com Freud (1997, p. 23), "[...] o que revela a própria conduta dos homens acerca da finalidade e intenção de sua vida, o que pedem eles da vida e desejam nela alcançar? É difícil não acertar a resposta: eles buscam a felicidade, querem se tornar e permanecer felizes".

Desse modo, a velha pergunta socrática "como viver?" não se rende jamais e nunca foi tão urgente como hoje. A questão mais fundamental que temos que enfrentar daqui para a frente é, sem dúvida, de ordem ética, pois a civilização tecnológica — que impõe forte pressão competitiva e corrompe a simplicidade das necessidades de felicidade do ser humano — é a mesma que anuncia promessas de um paraíso que pode ser alcançado através do consumo e de um simulacro de felicidade quimicamente manipulada.

É nesse sentido que sublinhamos que a tecnociência precisa ser pensada de modo a não reduzirmos a questão ao simples imperativo de nos adaptar aos avanços técnicos, para que possamos enfim problematizar o mundo que estamos construindo. A questão remete, sobretudo, à pergunta sobre aquilo que estamos nos tornando, sobre o sentido das transformações que se anunciam no que diz respeito aos seus efeitos sobre a condição humana e o viver juntos.

A contemporaneidade não é, decerto, a época que veio a inaugurar o projeto de busca do bem-estar. Essa busca é o projeto humano. Mas foi, sem dúvida, a modernidade que consagrou um novo discurso sobre o futuro, que independentemente de Deus depositou na razão e nos avanços da ciência a conquista humana de progresso e de bem-estar para o indivíduo e entre os indivíduos. Nesse sentido, o nascimento da medicina moderna inaugurou, de fato, um novo olhar sobre o sofrimento, reconhecendo aí um campo de intervenção central ao projeto moderno.

O que mudou então?

Talvez possamos considerar que, se o discurso da modernidade descortinava e prometia um futuro de progresso através do conhecimento, nele habitava um indivíduo que compreendia o sofrimento e o mal-estar, se não como destino, pelo menos como contingência humana. A cultura contemporânea, entretanto, parece nos convidar a abandonar essa contingência humana propondo construir uma nova concepção do sujeito, na qual a experiência do sofrimento passa a ser concebida como uma patologia que pode e deve ser corrigida.

Isso ocorre no momento em que o ser humano considera poder superar os limites de sua condição. E a descoberta do mapa genético parece ter sido um passo importante rumo a essa mudança. Todas as categorias ligadas ao limite do conhecimento do sujeito a respeito si mesmo foram, pouco a pouco, abolidas em um movimento de liberação do sofrimento, a qual constitui uma metáfora desse esforço por eliminar tudo que possa representar algum limite à ideia de um indivíduo que deseja tudo poder. Parece, assim, que se conforma um pensamento de que nada deve constranger ou impor limite à realização do prazer.

O envelhecimento, a morte ou o sofrimento — como condições que nos impõem limite — passam a ser apenas problemas a serem superados por meio dos recursos prometidos pela medicina biotecnológica. Esse é o cenário no qual o sofrimento vai tomando um novo lugar: o de um problema a ser corrigido pela incessante produção de um saber tecnicamente capaz de intervir sobre ele.

O nascimento da medicina moderna inaugurou um novo olhar sobre a morte e a doença, possibilitando um conjunto de práticas que passaram a conhecer, prevenir e tratar o sofrimento. Desse modo, ao longo do século 19, estavam dadas as condições para o surgimento da psiquiatria, que procedeu à patologização da loucura e das experiências de sofrimento mental. A importância da emergência da psiquiatria para a reflexão no campo das ciências humanas é que esta promoveu um novo discurso objetivo e científico da "verdade" do indivíduo e de sua subjetividade, na medida em que a loucura e os demais sofrimentos psíquicos vivenciados pelo sujeito se tornaram objetos de um saber médico com teorias e práticas específicas.

Isso significou uma virada notável na problemática do lugar do sofrimento, já que a loucura — assim como os demais sofrimentos psíquicos — passou a ser considerada uma doença mental, e a psiquiatria assumiu a autoridade de criar categorias diagnósticas que vieram a patologizar essa classe de experiências, demandando igualmente tratamento e medicalização. Hoje, como já havia alertado Castel (1987), parece que vivemos um momento de banalização das instituições e das técnicas da medicina mental no seio da medicina geral, o que promove mudanças importantes quanto ao lugar do sofrimento e ao modo como este vem sendo apropriado pelo discurso médico quando tratado como uma doença.

A psiquiatria deixou de ser então um saber exclusivo sobre as doenças mentais e se tornou também uma medicina do indivíduo em sofrimento. Consequentemente, a generalização dos transtornos psiquiátricos passou a abarcar os mais diversos aspectos da vida humana como patologias que passam a ser tratadas no âmbito da medicina geral. A banalização das categorias diagnósticas, antes restritas ao seio hermético da medicina mental, substituiu a prática de tratamento por uma prática de *expertise* generalizada. As diversas *expertises* e orientações psicoterapêuticas se diluíram numa nova "cultura psicológica", em cujo cerne as fronteiras entre o normal e o patológico desapareceram e a totalidade da existência se tornou matéria de tratamento.

A análise do sofrimento no âmbito da medicina geral traduz hoje o "mal-estar psíquico" na forma de "transtornos do comportamento". O sofrimento individual encontra aí um espaço terapêutico que demanda respostas imediatas. A noção de transtorno enfatiza as performances sociais, ou seja, baseia-se na medida da eficiência do comportamento com pretensão objetiva, em detrimento de uma concepção do mal-estar como sofrimento psíquico, abarcando uma série de questões da vida humana que se inscrevem em uma ordem simbólica e da linguagem e que, portanto, não se reduzem a sua adaptação eficaz às demandas do meio social.

É esboçada, assim, uma gestão previsível de perfis humanos, de modo que o saber médico-psicológico proporciona um código científico de objetivação das diferenças e um empreendimento de normalização dos sujeitos. Diante do objetivismo médico, diz Castel (1978, p. 95), "são remetidos para o esquecimento todos os esforços para alcançar a pessoa sofredora em sua relação problemática com o sentido, a linguagem, o simbolismo".

A narrativa do sofrimento era justamente aquilo que tecia e ligava os assuntos da vida, fazendo da história de cada indivíduo algo único e singular. Porém, ao tornar o sofrimento doença, subtraiu-se todo o seu sentido e singularidade. Capturado e classificado como transtorno, o sofrimento deve ser apenas corrigido. A análise da expansão e da hegemonia dos paradigmas das biotecnologias sobre os domínios da vida humana permite vislumbrar o aparecimento de uma nova forma de subjetividade, marcada justamente por eficácia, performance, flexibilidade e superação de limites, características que convergem com os valores e ideais da expansiva sociedade de mercado ultraliberal.

Ao se apoiar no discurso tecnocientífico pragmático, a medicina psiquiátrica já não estaria interessada no sentido do sofrimento, mas em resolver a pergunta "para que serve o sofrimento?", cuja resposta aponta para a inutilidade dessa experiência para uma boa gestão de si, de modo que corrigi-la parece o caminho mais eficaz. E, assim, o pensamento utilitário contemporâneo acaba reduzindo as questões da vida humana a simples problemas a serem resolvidos tecnicamente, de modo a buscar no alívio da dor e na maximização do prazer suas boas justificativas.

No lugar de produzir um sentido para a vivência do mal-estar, somos convocados a gerir de forma eficaz as emoções negativas, a fim de alcançar uma boa performance da felicidade. Ou seja, no lugar do mal-estar, a gestão emocional do bem-estar. O que se espera de todos nós é a avidez da ação e a capacidade de superação. Esse movimento resulta na medicalização do sofrimento e conduz, portanto, a uma medicalização da vida e a um viver sob o imperativo de uma *expertise* sanitária, de tal forma que a vida e o sofrimento passam a ser tomados em um sentido puramente biológico. Do ponto de vista da experiência humana do sofrimento, trata-se, nesse contexto, do que podemos nomear como uma tecnicização do mal-estar: quando a experiência do sofrimento é tomada como algo que precisa ser corrigido, é a técnica que fica com o encargo de nos libertar dela.

Inauguram-se, assim, em meio a todos esses deslocamentos, outras formas de consolidar a própria experiência, outros modos de relação consigo mesmo, outros regimes de constituição do eu e outras formas de se relacionar com o sofrimento. Essa transformação implicou num movimento de intenso egoísmo, no qual os indivíduos encerrados em si mesmos buscam satisfação imediata, desinibida de qualquer limite, em um modo de vida consumista cada vez mais centrado na ilusão de um gozo sem fim.

Arendt, já em 1958, problematizava que os anseios de uma completa eliminação da dor e do esforço, uma vez realizados, não só despojariam a vida biológica (*zoé*) de seus prazeres naturais como também privariam a vida humana (*bios*) de sua vivacidade e de sua vitalidade próprias. A condição humana é tal que a dor e o esforço não são meros sintomas que podem ser eliminados sem que se transforme a própria vida. Ao contrário, são exatamente os modos pelos quais a vida se faz sentir (Arendt, 2008).

É verdade que o progressivo aperfeiçoamento das ferramentas criadas pelo ser humano tornou o árduo trabalho da vida e o esforço por sua manutenção menos dolorosos do que jamais foram. E hoje nos defrontamos com a possibilidade de, pelo uso das técnicas, mudar essa condição, de modo a nos afastar do mal-estar antes compreendido como uma espécie de preço a ser pago pela busca da felicidade. Ainda de acordo com Arendt (2008), o perigo de tentar mudar essa condição reside em se entregar à futilidade, posto que essa nova condição exige menos esforço. E que das dores inerentes à vida humana só reste o esforço de consumir: "o consumo isento de dor e de esforço não mudaria o caráter devorador da vida biológica, apenas o aumentaria até que uma humanidade completamente 'liberada' dos grilhões da dor e do esforço estivesse livre para 'consumir' o mundo inteiro [...]" (Arendt, 2008, p. 163).

A ideia de evitar o sofrimento a qualquer preço faz da felicidade outro objeto de consumo. Nesse contexto, a solução mais eficaz para "corrigir o sofrimento" tem sido o uso de medicação, pois esta contribui para o apagamento rápido do conflito psíquico. Quando o sofrimento passa a ser descrito como um déficit/transtorno, recorrer ao uso de medicamentos se torna uma prática natural. Como consequência, surgem intervenções que prometem uma felicidade alcançável a partir da ingestão de dispositivos técnicos — materializado nas "pílulas da felicidade", que na verdade consistem em medicamentos de uso generalizado e banalizado. Com efeito apaziguador do sofrimento, a solução química se constitui como uma prótese existencial de um sujeito que, submetido a uma injunção de suportar a si mesmo, deixa de interrogar as razões do seu mal-estar e busca simplesmente deletá-lo.

Nesse movimento, corremos o risco de perder, com efeito, aquilo que temos de potência transformadora e criativa, que advém justamente do conflito, da inquietude, que de alguma maneira também nos move, nos deixa perplexos diante das nossas ambiguidades e fomenta a invenção de novas formas de viver. Como observou Ehrenberg (1998, p. 256), "o bem-estar não é a cura, porque curar--se significa ser capaz de sofrer, de tolerar o sofrimento. Estar curado, desse ponto de vista, não é simplesmente ser feliz, é ser livre".

Nesta nova forma de subjetividade, a felicidade aparece associada ao ter. Entretanto, se sustentamos uma noção de felicidade que não seja a de ter, podemos pensar que ela estaria ligada, mais profundamente, ao modo como conduzimos as escolhas que fazemos, a tudo que experimentamos e vivenciamos, às relações que estabelecemos nesse percurso ao mesmo tempo tortuoso e magnífico que é a vida. A felicidade, assim entendida, jamais seria um estado final que pudesse ser alcançado pela ingestão química de próteses existenciais. A felicidade se assemelha a uma atividade de plantio, uma colheita semeada, uma seda nas mãos de um tecelão, um bordado delicado e preciso que demanda paciência. Ela é uma atitude criativa diante da vida, que por alguns momentos produz contentamento e prazer, mas está sempre exigindo de nós mais empenho e amor. Está sempre sendo realizada para, logo em seguida, recomeçarmos sua construção do zero. A intenção de que o indivíduo seja feliz não se acha no plano da criação, e, portanto, é necessário inventá-la o tempo todo.

Nessa perspectiva, encontramos Canguilhem (2002), que propôs ampliar a noção de norma, considerando o aspecto dinâmico e criativo da vida. Em vez de considerar a produção das normas como a aplicação mecânica de um poder pré-estabelecido que fixa regras de modo estatístico, este autor trouxe a ideia de "normatividade": uma capacidade criativa de instituir novas normas de vida que levam em consideração a interação com o meio. A capacidade normativa, portanto, consistiria no esforço em direção ao restabelecimento de uma saúde possível. Ser saudável, nesse sentido, não seria não adoecer, mas ter a capacidade de se recuperar. Em outras palavras, não seria não sofrer, não sentir, mas ser capaz de produzir novos sentidos, novas articulações, um novo funcionamento que possibilite a criação de novos valores e novas normas de existência sempre que a vida for confrontada com seus limites.

Canguilhem (2002) compreendeu que a vida (orgânica e psíquica) inclui valores negativos: ela só se faz conhecer através de seus limites, de sua incompletude constitutiva. O sofrimento, a doença e a morte não são acidentes exteriores à vida, os quais é preciso erradicar. Ao contrário, participam do próprio processo de cada vida e história singular. Assim, a reconciliação com o tempo, com o passado e com a história não é mera conformidade ou resignação. É uma força ativa, a capacidade de produzir normas de vida que se sustentam não fora da vida, mas na compreensão dos sentidos que encontramos e damos a ela. Significa reconciliar-se com a própria história, em um esforço ativo de produção de sentido para a vida.

Se o sofrimento ainda faz parte da vida, então experimentá-lo é, de alguma maneira, a possibilidade de dar sentido à própria história. Como sinaliza Vergely (2000, p. 13), "a vida não foi feita para nos sentirmos mal, mas para suportar a própria força da vida e tornarmo-nos assim portadores de vida".
Por isso, reafirmamos que sofrer não é patológico. O sofrer é uma das faces do sentir, e eliminá-lo nos retira a possibilidade de habitar um mundo no qual os sentidos constroem a narrativa do viver. Este livro é, enfim, um convite a que permaneçamos sensíveis.

Fim [?]

> Não é de admirar que esses pobres pré-modernos fossem loucos, perversos e desventurados. Seu mundo não [...] os deixava ser sãos de espírito, virtuosos, felizes. [...] com suas proibições, [...] com suas tentações e seus remorsos solitários; com todas as suas doenças e intermináveis dores [...] eram forçados a sentir as coisas intensamente. E, sentindo-as intensamente [...], como poderiam ter estabilidade?
> [...]
> As rodas da máquina têm de girar constantemente, mas não podem fazê-lo se não houver quem cuide delas. É preciso que haja homens para cuidar delas, homens tão constantes como as rodas nos seus eixos, homens sãos de espírito, obedientes, satisfeitos em sua estabilidade.
> [...]
> Estabilidade. A necessidade fundamental e definitiva. Daí tudo isto...
>
> Aldous Huxley, *Admirável mundo novo*

Referências

ADICHIE, C. N. *O perigo de uma história única*. São Paulo: Companhia das Letras, 2009.

ADORNO, T. W.; HORKHEIMER, M. *Dialética do esclarecimento*. Rio de Janeiro: Zahar, 1985.

AGAMBEN, G. *O poder soberano e a vida nua — Homo sacer*. Lisboa: Editorial Presença, 1998.

_____. *O que é o contemporâneo? e outros ensaios*. Chapecó: Argos, 2009.

AÏACH, P. "Les voies de la médicalisation". In: AÏACH, P.; DELANOË, D. *L'ére de la médicalisation — Ecce homo sanitas*. Paris: Economica, 1998.

ALVES, R. *Ostra feliz não faz pérola*. 3. ed. São Paulo: Planeta, 2021.

AMARANTE. P. *O homem e a serpente — Outras histórias para a loucura e a psiquiatria*. Rio de Janeiro: Fiocruz, 1996.

ARENDT, H. *Entre o passado e o futuro*. São Paulo: Perspectiva, 2009.

_____. *A condição humana*. 11. ed. Rio de Janeiro: Forense Universitária, 2010.

BASAGLIA, F. *A instituição negada — Relato de um hospital psiquiátrico*. Rio de Janeiro: Edições Graal, 1985.

BAUDRILLARD, J. *A troca simbólica e a morte*. São Paulo: Loyola, 1996.

BAUMAN, Z. *A sociedade individualizada*. Rio de Janeiro: Zahar, 2008.

BENJAMIN, W. "O narrador". In: *Magia e técnica, arte e política — Ensaios sobre literatura e história da cultura*. São Paulo: Brasiliense, 1994a.

BENJAMIN, W. "A obra de arte na era de sua reprodutibilidade técnica". In: *Magia e técnica, arte e política — Ensaios sobre literatura e história da cultura*. São Paulo: Brasiliense, 1994b.

_____. "O flâneur". In: *Charles Baudelaire — Um lírico no auge do capitalismo*. São Paulo: Brasiliense, 1994c.

BEZERRA JR., B. "A psiquiatria e a gestão tecnológica do bem-estar". In: FREIRE FILHO, J. (org.). *Ser feliz hoje — Reflexões sobre o imperativo da felicidade*. Rio de Janeiro: Editora FGV, 2010.

BINKLEY, S. "A felicidade e o programa de governamentalidade neoliberal". In: FREIRE FILHO, J. (org.). *Ser feliz hoje — Reflexões sobre o imperativo da felicidade*. Rio de Janeiro: Editora FGV, 2010.

BOLTANSKI, L.; CHIAPELLO, E. *O novo espírito do capitalismo*. São Paulo: Martins Fontes, 2009.

CAMARGO, K. "A biomedicina". *Physis*, v. 15, supl. 0, 2005.

CANGUILHEM, G. *O normal e o patológico*. 5. ed. Rio de Janeiro: Forense Universitária, 2002.

CASTEL, R. *A gestão dos riscos — Da antipsiquiatria à pós-psicanálise*. Rio de Janeiro: Francisco Alves, 1987.

CÉSAIRE, A. *Discurso sobre o colonialismo*. São Paulo: Veneta, 2020.

DEBORD, G. *A sociedade do espetáculo*. Rio de Janeiro: Contraponto, 1997.

DELEUZE, G. "*Post-scriptum* sobre as sociedades de controle". In: *Conversações — 1972-1990*. Rio de Janeiro: Editora 34, 1992.

DUFOUR, D-R. *O divino mercado — A revolução cultural liberal*. Rio de Janeiro: Companhia de Freud, 2008.

_____. *A cidade perversa — Liberalismo e pornografia*. Rio de Janeiro: Civilização Brasileira, 2013.

DUMMONT, L. *O individualismo — Uma perspectiva antropológica da ideologia moderna*. Rio de Janeiro: Rocco, 1985.

EHRENBERG, A. *La fatigue d'être soi — Dépression et société*. Paris: Odile Jacob, 1998.

_____. *O culto da performance — Da aventura empreendedora à depressão nervosa*. São Paulo: Ideias & Letras, 2010.

ELIAS, N. *O processo civilizador — Formação do Estado e civilização*. Rio de Janeiro: Zahar, 1993. Volume II.

_____. *A sociedade dos indivíduos*. Rio de Janeiro: Zahar 1994.

EPICURO. *Carta sobra a felicidade (a Meneceu)*. São Paulo: Unesp, 2002.

FASSIN, D. "Avant-propos. Les politiques de la médicalisation". In: AÏACH, P.; DELANOË, D. *L'ère de la médicalisation — Ecce homo sanitas*. Paris: Economica, 1998.

FANON, F. *Os condenados da terra*. Rio de Janeiro: Zahar, 2022.

FERRAZ, M. C. F. *Homo deletabilis — Corpo, percepção, esquecimento do século 19 ao 21*. Rio de Janeiro: Garamond, 2010.

FOUCAULT, M. "O nascimento do hospital". In: *Microfísica do poder*. Rio de Janeiro: Graal, 1979a.

_____. "A governamentalidade". In: *Microfísica do poder*. Rio de Janeiro: Graal, 1979b.

_____. *O nascimento da clínica*. 6. ed. Rio de Janeiro: Forense Universitária, 2004.

_____. "O que são as luzes?". In: *Ditos e Escritos VII — Arte, epistemologia, filosofia e história da medicina*. Rio de Janeiro: Forense Universitária, 2011.

_____. *História da loucura — Na idade clássica*. São Paulo: Perspectiva, 2013.

FREIRE FILHO, J. "A felicidade na era de sua reprodutibilidade científica: construindo 'pessoas cronicamente felizes'". In: _____ (org.). *Ser feliz hoje — Reflexões sobre o imperativo da felicidade*. Rio de Janeiro: Editora FGV, 2010.

FREUD, S. *O mal-estar na civilização*. Rio de Janeiro: Imago, 1997.

FURTADO, M.; SZAPIRO, A. M. "Novos dispositivos de subjetivação: o mal-estar na cultura contemporânea". *Revista Polis e Psique*, n. 3, v. 5, 2015, p. 166-185.

_____. "O lugar do sofrimento no discurso da medicina biotecnológica contemporânea". *Revista Subjetividades*, n. 2, v. 16, ago. 2016, p. 93-104.

Furtado, M.; Szapiro, A. M. "Escrita de si e interioridade: deslocamentos na relação com o sofrimento na contemporaneidade". *Revista de Psicologia Clínica*, n. 1, v. 30, 2018, p. 15-36.

Giannetti, E. *Felicidade — Diálogos sobre o bem-estar na civilização*. São Paulo: Companhia das Letras, 2002.

Gori, R. *La santé totalitaire — Essai sur la médicalisation de l'existence*. Paris: Denoël, 2009.

Han, B.-C. *Sociedade do cansaço*. Petrópolis: Vozes, 2017.

Haroche, C. "Maneiras de ser, maneiras de sentir do indivíduo hipermoderno". *Ágora*, v. VII, n. 2, p. 221-234, jul./dez. 2004.

Homero. *Odisseia*. São Paulo: Editora 34, 2013.

Huxley, A. *Admirável mundo novo*. São Paulo: Globo, 2009. Coleção Globo de Bolso.

Iannini, G; Teixeira, A. "O futuro de uma classificação". *Cult*, ano 16, n. 184, p. 24-27, out. 2013.

Kehl, M. R. "Depressão e imagem do novo mundo.". In: Novaes, A. (org.). *Mutações — Ensaios sobre as novas configurações mundo*. São Paulo/Rio de Janeiro: Sesc-SP/Agir, 2008.

_____. *O tempo e o cão — A atualidade das depressões*. São Paulo: Boitempo, 2009.

Kundera, M. *A lentidão*. São Paulo: Companhia das Letras, 2011.

Lasch, C. *La culture du narcissisme*. Paris: Flammarion, 2006.

Lafontaine, C. *La société postmortelle*. Paris: Seuil, 2004.

Lebrun, J. P. *A perversão comum — Viver juntos sem outro*. Rio de Janeiro: Companhia de Freud, 2008.

Lipovetsky, G. *A felicidade paradoxal — Ensaio sobre a sociedade de hiperconsumo*. São Paulo: Companhia das Letras, 2007.

Lyotard, J. F. *A condição pós-moderna*. Rio de Janeiro: José Olympio, 2006.

Machado, R. *Foucault, a ciência e o saber*. 3. ed. rev. ampl. Rio de Janeiro: Zahar, 2006.

Matos, O. "Educação para o ócio: da acídia à 'preguiça heroica'". In: Novaes, A. (org.). *Mutações — Elogio à preguiça*. São Paulo: Sesc-SP, 2012.

Mattos, R. A. "A integralidade na prática (ou sobre a prática da integralidade)". *Cadernos de Saúde Pública*, v. 20, n. 5, 2004.

Mbembe, A. *Necropolítica — Biopoder, soberania, estado de exceção, política de morte*. 13. ed. São Paulo: n-1, 2023.

Nietzsche, F. *Aurora*. São Paulo: Escala, 2008a.

_____. *Da utilidade e do inconveniente da história para a vida*. São Paulo: Escala, 2008b.

_____. *Genealogia da moral*. São Paulo: Companhia das Letras, 2009.

_____. *Assim falava Zaratustra — Um livro para todos e para ninguém*. Petrópolis: Vozes, 2011.

Novaes, A. "As aventuras de uma palavra maldita". In: _____ (org.). *Mutações — Elogio à preguiça*. São Paulo: Sesc-SP, 2012.

Núñez, G. *Descolonizando afetos — Experimentações sobre outras formas de amar*. São Paulo: Planeta, 2023.

Organização Mundial da Saúde. *Constituição*. Nova York, 22 jul. 1946. Disponível em: https://pesquisa.bvsalud.org/portal/resource/pt/lis-22006. Acesso em: 30 abr. 2024.

Organização Panamericana da Saúde. "Carta de Ottawa". In: *Conferência Internacional sobre Promoção da Saúde 1*, Ottawa, nov. 1986. Disponível em: https://bvsms.saude.gov.br/bvs/publicacoes/carta_ottawa.pdf. Acesso em: 14 abr. 2024.

Perls, F. S. *Gestalt-terapia explicada*. São Paulo: Summus, 1977.

_____. *A abordagem gestáltica e a testemunha ocular da terapia*. Rio de Janeiro: LTC, 2020.

Pessoa, F. *Poesia completa de Álvaro de Campos*. São Paulo: Companhia das Letras, 2007.

Platão. *Fédon*. São Paulo: Abril Cultural, 1972. Coleção Os Pensadores.

Ramos, F. "Do DSM-III ao DSM-5: traçando o percurso médico--industrial da psiquiatria de mercado". In: Zorzanelli, R.; Be-

ZERRA JR., B.; COSTA, J. F. (orgs.). *A criação de diagnósticos na psiquiatria contemporânea*. Rio de Janeiro: Garamond, 2014.

RIBEIRO, J. P. *O ciclo do contato — Temas básicos na abordagem gestáltica*. 9. ed. rev. atual. São Paulo: Summus, 2021.

RICOEUR, P. "Préface". In: ARENDT, H. *Condition de l'homme moderne*. Paris: Calmann-Lévy, 2006.

RIO, J. do. *A alma encantadora das ruas*. São Paulo: Companhia das Letras, 2008.

ROBINE, J.-M. *O self desdobrado — Perspectiva de campo em Gestalt-terapia*. São Paulo: Summus, 2006.

SCLIAR, M. "História do conceito de saúde". *Revista de Saúde Coletiva*, Rio de Janeiro, v. 1, n. 7, p. 29-41, 15 mar. 2007.

SFEZ, L. *A saúde perfeita — Crítica de uma nova utopia*. São Paulo: Loyola, 1996.

SIBILIA, P. *O show do eu — A intimidade como espetáculo*. Rio de Janeiro: Nova Fronteira, 2008.

SZAPIRO, A. M. "Em tempos de pós-modernidade: vivendo a vida saudável e sem paixões". *Estudos e Pesquisas em Psicologia*, Rio de Janeiro, ano 5, n. 1, p. 25-37, 2005. Disponível em: https://www.e-publicacoes.uerj.br/revispsi/article/view/11154. Acesso em: 30 abr. 2024.

_____. "O crepúsculo da cidade". In: RHEINGANTZ, P. A.; ROSA, P. (orgs.). *Qualidade do lugar e cultura contemporânea — Controvérsias e ressonâncias em ambientes urbanos*. Rio de Janeiro: UFRJ/FAU/Proarq, 2012.

_____. "O imperativo da utilidade, a hegemonia da técnica e seus efeitos sobre o humano". In: _____ (org.). *Clínica da pós-modernidade — Formas de subjetivação, de violência e de dessimbolização*. Rio de Janeiro: Bapera, 2009.

VELHO, G. "Cultura subjetiva e projetos de felicidade". In: FREIRE FILHO, J. (org.). *Ser feliz hoje — Reflexões sobre o imperativo da felicidade*. Rio de Janeiro: Editora FGV, 2010.

VERGELY, B. *O sofrimento*. Bauru: Edusc, 2000.

WOLFF, F. "Apologia grega à preguiça". In: NOVAES, A. (org.). *Mutações — Elogio à preguiça*. São Paulo: Sesc-SP, 2012.

Agradecimentos

Este livro recupera, com atualizações, parte da minha tese de doutorado defendida na Universidade Federal do Rio de Janeiro (UFRJ). Assim, gostaria de honrar e agradecer com muito carinho aos mestres que foram fundamentais na minha trajetória de formação e pesquisa.

Meu profundo reconhecimento e gratidão à orientadora Ana Maria Szapiro (UFRJ), à profa. Rosa Pedro (UFRJ), à profa. Marília Amorim (Universidade Paris 8), ao prof. Dany-Robert Dufour (Paris 8) e ao prof. Paulo Amarante (Fiocruz).

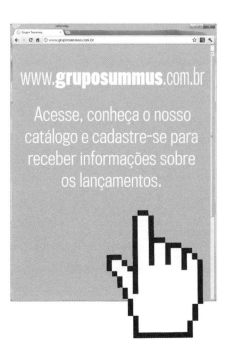

www.gruposummus.com.br